常見病藥膳調養叢書 3

慢性腎炎

魏從強
李　浩　編著

四季飲食

U0121277

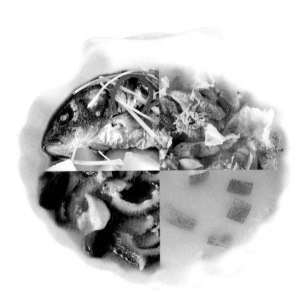

品冠文化出版社

國家圖書館出版品預行編目資料

慢性腎炎四季飲食 / 魏從強 李浩 編著 ;..
－ 初版 －臺北市：品冠文化，2003〔民 92〕
　　　面 ；21 公分－（常見病藥膳調養叢書；3）
　　　ISBN 957-468-191-2（平裝）

1. 腎臟病-疾病　2. 食物治療　3. 藥膳
415.843　　　　　　　　　　　　　　91021933

遼寧科學技術出版社授權中文繁體字版

常見病藥膳調養叢書 ③

慢性腎炎四季飲食

編 著 者／魏 從 強、李 浩

發 行 人／蔡 孟 甫

出 版 者／品冠文化出版社

社　　　址／台北市北投區（石牌）致遠一路 2 段 12 巷 1 號

電　　　話／（02）28233123・28236031・28236033

傳　　　真／（02）28272069

郵政劃撥／19346241

E－mail／dah_jaan@pchome.com.tw

登 記 證／北市建一字第 227242

承 印 者／深圳中華商務聯合印刷有限公司

地　　　址／深圳市福田區車公廟工業區 205 棟

初版 1 刷／2003 年（民 92 年） 2 月

ISBN 957-468-191-2

定價／200 元

前　言

　　食療是在中醫理論指導下，經過千百年實踐而形成的獨特的理論體系，為歷代醫家所推崇，也為歷代百姓所應用。在科學技術高度發達的今天，人們仍喜歡用食療來調整人體的陰陽平衡，補充營養物質，達到防病治病的目的。然而，食療並非對人人有益，有的疾病與飲食關係密切，有的疾病則關係不大，而且藥膳是不可以亂用的。因為中國一年四季的氣候變化較大，中醫學認為，乾燥的氣候容易傷腎，偏熱偏寒的氣候容易傷心肺，多風或大風的氣候容易傷肝，寒濕或濕熱的氣候容易傷脾胃，所以，應根據氣候變化特點，擇時進行補益。但是，如何做到合理安排病人飲食，怎樣用藥食兩用的物品做成藥膳，則是擺在人們面前的難題。為了滿足廣大讀者的願望，我們組織這方面的專家，編寫了這套"常見病藥膳調養叢書"。

　　這套叢書包括《脂肪肝四季飲食》、《高血壓四季飲食》、《慢性腎炎四季飲食》、《高脂血症四季飲食》、《慢性胃炎四季飲食》、《糖尿病四季飲食》、《癌症四季飲食》七個分冊。均由臨床經驗豐富的藥膳專家編寫、製作。這七種書不僅介紹了疾病的防治常識、疾病與飲食的關係、四季飲食膳方以及常用防治疾病的食物和藥物。還詳細介紹了每款膳食的原料、製作方法、食用方法以及功效主治，並配以彩色圖片。從而突出了可操作性和有效性，可使讀者能夠準確地使用補益類中藥，正確地製作防病膳食，安全地擇時應用，有利於強身保健。

　　人人需要健康，人人渴望健康，但實現人人健康，重要的是要從自己做起，要養成健康的習慣，調整心態，平衡飲食，加強鍛鍊。願本書能為您的健康提供幫助，成為您生活中的朋友。

編 著 者

目 錄

一 認識慢性腎炎

1. 慢性腎炎是怎麼回事 1
2. 慢性腎炎常見症狀 2
3. 輕微病變腎小球疾患是怎麼回事 3
4. 膜性腎小球腎炎能治好嗎 3
5. 什麼是慢性增殖性腎小球腎炎 4
6. 臨床治療中是如何對腎炎歸類分型的 5
7. 慢性腎炎應做哪些化驗檢查 5
8. 蛋白尿的多少並不是衡量腎臟損害程度的標準 6

二 遠離慢性腎炎

1. 防治慢性腎炎要做到心中有數 7
2. 水腫——腎炎的信號 7
3. 腎炎不可怕，堅持治療是關鍵 7
4. 有腰痛症狀不一定是患了腎炎 8
5. 不要因為蛋白尿而心存恐慌 8
6. 謹防慢性腎炎的急性發作 9
7. 腎炎患者應注意預防感冒和流感 10

三 慢性腎炎患者飲食有宜忌

1. 中醫對慢性腎炎患者飲食指導 11
2. 西醫很重視慢性腎炎的飲食 11
3. 慢性腎炎患者怎樣掌握蛋白質攝入量 12
4. 慢性腎炎輕症需限制飲食嗎 12
5. 腎功能損害時的飲食原則 13

6. 慢性腎炎患者的四季飲食為何有別 13

7. 怎樣遵循四季飲食的原則 14

四 對慢性腎炎有益的常用食物

1. 小　麥 16

2. 大　米 16

3. 小　米 16

4. 黑大豆 17

5. 綠　豆 17

6. 黃大豆 17

7. 冬　瓜 18

8. 黃　瓜 18

9. 瓠　子 19

10. 茄　子 19

11. 大　蒜 19

12. 西　瓜 20

13. 雞　肉 20

14. 鯉　魚 20

15. 鯽　魚 21

16. 羊　乳 21

五 慢性腎炎的四季膳譜

春季膳譜

1. 核桃粥 22

2. 紅杞蒸雞 24

3. 山藥腐竹雞片 26

4. 山藥豆腐湯 28

5. 甲魚滋腎湯 30

6. 鯉魚粥 32

7. 芹菜車前湯 33

8. 蓮棗山藥粥 34

9. 香菇海參 36

10. 地黃粥 38

11. 山茱萸煨鴨 40

夏季膳譜

1. 蘿蔔餅 42

2. 茶葉釀鯽魚 44

3. 葱冬鯉魚羹 46

4. 鯉魚黑豆粥 48

5. 薏米粥 50

6. 冬瓜玉米麵粥 52

7. 鯽魚筍湯 54

8. 綠豆鴨肉湯 56

9. 芪瓜鯉魚湯 58

10. 赤小豆鯉魚湯 60

秋季膳譜

1. 茱萸蓮子粥 62

2. 苡仁紅棗粥 64

3. 參棗米飯 66

4. 葱薑蘑菇豆腐湯 68

5. 枸杞金絲銀魚湯 70

6. 草魚豆腐湯 72

7. 小肉丸子豆腐湯 74

8. 芡實黨參豬腰湯 76

9. 海參山藥湯 78

10. 黃芪甲魚湯 80

11. 黑豆薏米湯 82

12. 枸杞洋參飲 84

13. 參芪母雞湯 86

14. 茯苓鯽魚湯 88

15. 地黃甜雞 90
16. 黃精蒸豬肘 92

冬季膳譜

1. 核桃仁炒韭菜 94
2. 枸杞肉絲 96
3. 銀杞明目湯 98
4. 黃芪蒸母雞 100
5. 紅杞小棗蒸鯽魚 102
6. 核桃蝦仁粥 104
7. 烏雞胡桃粥 106
8. 砂仁燉鯽魚 108
9. 赤小豆粥 110

一 認識慢性腎炎

1 慢性腎炎是怎麼回事

　　慢性腎炎是慢性腎小球腎炎的簡稱。本病是病情遷延及病變緩慢進展的多因素導致的慢性、進行性腎損害的一組腎小球疾病。臨床以水腫、高血壓、貧血、蛋白尿、血尿及腎功能下降為主要表現。至晚期，由於腎小球的大部分被破壞而導致腎功能衰竭，其預後亦較差。本病可發生於任何年齡，但以青、中年為主，且以男性居多。

　　關於其病因及發病機理，就目前而言，大多數慢性腎炎的病因尚不清楚，僅有少數病例由急性鏈球菌感染後的急性腎炎遷延不癒演變而成，或臨床治癒後重新出現慢性腎炎的一系列表現。絕大多數係由其他原發性腎小球疾病直接遷延發展的結果，其他細菌及病毒感染也可能引起本病。由於慢性腎炎不是一個獨立的疾病，其發病機理各不相同，大部分是免疫複合物疾病，可由循環內可溶性免疫複合物沉積於腎小球，或由腎小球原位的抗原（內源性或外源性）與抗體形成而激活補體，引起組織損傷。也可不通過免疫複合物，而由沉積於腎小球局部的細菌毒素、代謝產物等，通過“旁路系統”激活補體，從而引起一系列的炎症反應而導致腎炎。值得一提的是，慢性腎炎形成之後，在疾病的發展過程中，高血壓引起腎小動脈硬化性損傷；健存腎單位代償性血液灌注增高，腎小球毛細血管跨膜壓力增高及濾過壓增高，從而引起該腎小球的硬化。因此，繼局部免疫反應之後，非免疫介導的腎臟損害在慢性腎炎的發展中亦起很重要的作用。

　　總之，慢性腎炎不是一個單獨的疾病，而是一組範圍不十分清楚，且病情複雜的腎小球疾病。儘管原因複雜，範圍不清，病情變化多端，但它們的共同特點是幾乎所有腎小球都發生病變，病程較長，演變緩慢，最終多引起所有腎小球毛細血管逐漸閉塞，因此在一個長短不等的時期後（發病 1～2 年甚至 30～40 年不等），大都走向腎單位的功能喪失而出現腎功能衰竭，這是此類疾病的共同歸宿。在治療上，由於其病因尚不十分明確，且病情變化多端。就西藥而言，目前據了解亦尚無滿意的療法，而且西藥所存在的許多副作用也難以解決。因此，在近十多年來，國內外的學者從本病的一系列演變過程中，運用中醫中藥取得了可喜的成就，諸多腎病學的專家也都發表了中醫治療本病的思路與方法。實踐證明，中醫辨證治療慢性腎炎，無毒副作用，且療效穩定，對應用激素所出現的一系列反應，都能有效地獲得緩解。因此，走中西醫結合的道路，中西並用，藥食互補，不失為治療本病的一條有效途徑。

2 慢性腎炎常見症狀

慢性腎炎患者除極少部分是由急性腎炎遷延不癒演變而成外，絕大多數患者起病隱匿、緩慢、病程較長。臨床雖以水腫、高血壓、貧血及腎功能下降為主要臨床表現特點。但要說明的是由於病理類型及病期不同，它們的主要表現可相異，疾病表現也多樣化。少數患者一直無臨床症狀，只是在體格檢查時才被發現。一般而言，具有以下症狀：

（1）水腫：為慢性腎炎的主要症狀，輕者僅出現於眼瞼及踝部，呈指凹性；嚴重者可遍及全身，甚至胸腔、腹腔及心包積液。

（2）高血壓：部分患者以高血壓為首先症狀，多為持續性中度以上高血壓，且以舒張壓升高明顯為其特點。高血壓的程度差異很大，輕者可在 18.6kPa/12.0kPa；重者可在 26.6kPa/16.0kPa 以上，稱為腎性高血壓。常伴發一系列高血壓症狀，表現為左心室肥大、心功能不全、高血壓腦病或腦出血、眼底血管病變、炎性滲出而影響視力等。長期血壓增高，又可加重腎臟損害，促進腎小球硬化而加重病情。

（3）貧血：患者常有不同程度的貧血。早期由於蛋白質大量的丟失，引起營養不良。至晚期，由於腎單位的破壞，腎實質損害，促使紅細胞生成素（EPO）分泌減少，以致貧血加重且難以糾正。

（4）尿異常改變：蛋白尿是慢性腎炎必有的臨床表現，量多為其特點，每日尿蛋白排出量少則1克，多則30克不等，一般在2克以上。蛋白尿中70%以上是白蛋白。長期蛋白尿可加重腎小球的損害。血尿發生於各種類型的慢性腎炎，多為鏡下血尿，重者呈肉眼血尿。當蛋白尿和血尿明顯增多時，尿內常出現各種管型，尿內出現管型稱為管型尿，是慢性腎炎的特徵之一。

（5）腎功能損害：慢性腎炎的腎功能損害，常呈慢性、進行性損害。

（6）全身表現：患者常感無力、食欲下降、頭暈頭痛、面色蒼白等症狀，嚴重時行走不便、惡心嘔吐、腹瀉、甚至消化道出血。

3　輕微病變腎小球疾患是怎麼回事

本症可見於任何年齡，但多見於1～10歲的兒童，尤以3～4歲為最多。臨床表現是單純的腎病綜合症，估計有24%的腎病綜合症是由輕微病變引起的。尿中有大量蛋白，但無或很少數紅細胞，無高血壓，靜脈輸入白蛋白可加重上皮細胞病變。本症對皮質激素比較敏感，療效較好。每日40～80毫克強的鬆，3～6周尿蛋白基本消失後，維持3～6個月可使本症完全痊癒。環磷胺等免疫抑制劑對本症應有良好的效果。此外，本症有自發痊癒的趨勢。

4　膜性腎小球腎炎能治好嗎

膜性腎小球腎炎早期的改變不大明顯，隨着疾病的發展，出現典型的病理改變，基膜向上皮細胞側形成與基膜性質相同的垂直排列的突釘樣結構。突釘逐漸包圍沉積物，基膜明顯呈不規則的增厚。晚期因基膜的厚度不斷增加，以致毛細血管膜完全閉鎖，腎小球出現硬化，腎小管也出現萎縮。本型的病理特點是小球毛細血管膜增厚。

本病可見於任何年齡，男女皆可患病，但男略多於女。其臨床特點是腎病綜合症，有人並發展成血尿，甚至尿糖及血糖升高，不少患者有高血壓，整個病程變化很大，短可僅數月，最長可20～30年，一般為數年至十幾年，5年存活率為58%～100%。對激素反應不甚敏感，對其他免疫抑制劑療效也不好。完全緩解僅是少數，而大多數患者最終出現腎功能衰竭。

5 什麼是慢性增殖性腎小球腎炎

慢性增殖性腎小球腎炎是指以毛細血管內細胞增殖為主的腎小球腎炎，這種增生常伴有小球的玻璃樣變以及毛細血管壁的病變。從病理學角度可以分為三類：

（1）單純性增殖性腎小球腎炎：這種情況既見於急性腎炎轉變為慢性腎炎，也見於原發性慢性腎小球腎炎。此類型除毛細血管內細胞增生外，常於晚期在小球的中軸部或邊緣區出現玻璃沉積物。臨床表現為單純蛋白尿、鏡下血尿，約55%的患者出現腎病綜合症，對激素不敏感，故療效不好。

（2）小葉性腎小球腎炎：本類病理改變的特徵是腎小球體積增大，毛細血管內細胞增生，小球內毛細血管分葉現象明顯，在每一小葉中心有一玻璃樣結節，以至將毛細血管擠到邊緣。嚴重病例則有上皮細胞增生、新月體形成，間質亦可纖維化。本症男女兩性均可發病，但以青少年居多。臨床表現主要是腎病綜合症及鏡下血尿。血中補體濃度（尤其是C3）降低。起病多為中等量蛋白尿及鏡下血尿，經過幾個月或幾年後才有明顯的腎病綜合症。病程過程中變化較大，激素療效對本症無效。

（3）膜性增殖性腎小球腎炎：其病理特點是毛細血管壁增厚、腎小球基膜增厚、繫膜細胞增生及繫膜基質擴張，後期發展成腎小管萎縮。本症可見於任何年齡，但以少年、青年更為多見，預後不佳，死亡率高。臨床表現與急進性或慢性腎小球腎炎相似，可出現腎病綜合症，但多有明顯的鏡下血尿、蛋白尿及腎功能衰竭，血中蛋白只是輕度下降，膽固醇升高亦不顯著，激素對本症的療效也很差。

6 臨床治療中是如何對腎炎歸類分型的

根據慢性腎炎的臨床表現及病情的輕重，一般分為普通型、腎病型、高血壓型及急性發作型。

（1）普通型：中等度蛋白尿(＋～＋＋，1～3克/日)，時有血尿。水腫不嚴重，輕度血壓升高及貧血，腎功能下降緩慢。

（2）腎病型：大量蛋白尿，在臨床化驗時，每日（24小時）排出尿蛋白超過3.5克，血漿白蛋白降低，通常＜30克/升，血脂升高，血膽固醇常高於6.3毫摩爾/升；水腫；血壓正常或輕度升高；尿中有紅細胞及各種管型；腎功能常呈持續性損害，多數病例漸趨惡化。

（3）高血壓型：具有普通型的一般表現，但以持續性中度以上高血壓為突出，特別是以舒張壓持續升高為特點。腎功能損害迅速，並伴有慢性腎炎的眼底改變。

（4）急性發作型：部分患者於慢性腎炎過程中，在感染或勞累等誘發因素的作用下，數日內出現腎炎病情加重，經及時治療常可緩解，但亦有因此導致腎功能急驟惡化，進入尿毒症者。

7 慢性腎炎應做哪些化驗檢查

（1）尿液檢查：水腫時尿量減少，早期腎功能不全時出現代償性多尿，常增至2000～3000毫升/天左右；至疾病晚期，尿量減少，尿比重常常固定在1.010左右。在腎病期由於尿蛋白增多，尿比重可升高。尿蛋白在腎炎活動時增多，呈非選擇性蛋白尿，腎病型蛋白尿最多（在3.5克/日以上）。晚期腎小球多損害，尿蛋白排出減少。常有程度不等的鏡下血尿或肉眼血尿，腎炎活動時尿內紅細胞增多。若尿內白細胞增多，提示可能有尿路感染。管型是慢性腎炎的特徵之一，腎病型常有各種管型。

（2）血液檢查：血紅蛋白及紅細胞降低，常呈中度貧血。血沉在腎炎活動時加快。血漿蛋白降低，球蛋白可升高，尤以腎病型為顯著。血脂增高亦以腎病型為甚。

（3）腎功能檢查：肌酐清除率下降、尿素氮及肌酐升高。至晚期，尿液濃縮功能、排泄功能和酸鹼平衡發生障礙。

（4）其他檢查：血清補體測定發現血總補體及C3下降，於起病8周後亦不恢復，尿纖維蛋白降解產物（FDP）增多。

8 蛋白尿的多少並不是衡量腎臟損害程度的標準

蛋白尿雖是診斷腎炎的依據，但並不意味着蛋白尿越多而腎臟損害越嚴重。例如，微小病變型腎炎及輕度繫膜增生性腎炎，臨床可表現為大量蛋白尿，但腎組織病理改變較輕，預後良好；膜增生性腎炎、免疫球蛋白A（IgA）腎病、局灶節段硬化性腎炎，如有大量蛋白尿，則提示腎組織病理改變嚴重，預後不良。因此，蛋白尿的多少，不可作為是衡量腎臟損害程度的指標，應結合臨床實際來判斷。但是如果長期大量出現蛋白尿，對腎臟功能則有明顯的影響，應積極治療，一般應控制蛋白尿量降至每日1克以下，才能夠保持腎功能的正常。

二 遠離慢性腎炎

1 防治慢性腎炎要做到心中有數

尿蛋白和血尿是慢性腎炎病人常見的病理改變，許多慢性腎炎病人非常關心一次尿常規檢查尿蛋白是否下降、尿紅細胞是否減少，如發現指標上升一點就擔心，下降一點就非常高興，其實這是一種錯誤的觀點，沒有必要為一、兩次尿常規檢查結果而失去治療信心，應該知道慢性腎炎的防治目標不是以消除尿中蛋白及紅細胞為主要目的，而是採取綜合症防治措施。對於水腫、高血壓或腎功能不全的病人應強調休息，避免劇烈運動和限制鹽類。尿蛋白＜2克/日，一般不需要使用激素類藥物，應以對症和食療為主要手段；尿蛋白＞2克/日，則應選擇藥物治療。

2 水腫——腎炎的信號

水腫是腎小球腎炎的一個症狀之一，出現水腫往往是腎炎診斷中的一個重要線索。腎炎水腫也有其特點，它是由於腎小球濾過率下降，導致水、鈉潴留；蛋白質從尿中丟失引起血漿膠體滲透壓下降而水潴留，腎素分泌增多，引起繼發性醛固酮分泌增多，腎小管鈉水重吸收增多等多種因素引起。輕者僅有體重增加（隱性水腫），重者可呈現全身水腫，甚至腹腔或胸腔積液。

3 腎炎不可怕，堅持治療是關鍵

許多腎炎患者壓力很大，情緒低落，總以為腎炎難治或是不可治，其實這是一個很大的誤解。腎炎不僅能治，而且多數可以治癒。至於治療效果的好與壞，要取決於診治的及時與否、正確與否，同時病人自己的調養措施也很重要。如果早期未發現或不及時就診，一旦腎臟損害明顯、腎組織發生不可逆轉的損害或腎功能喪失時才診治，實際已成為不治之症，因為診治時機沒能及時抓住。有一些病人雖早期診治，症狀得到一時控制或緩解，如蛋白尿消失或血壓下降、水腫消失等，便認為痊癒，忽略了維持期的治療和平時的調養，逐漸使病情呈慢性遷延性加劇，一旦再出現症狀明顯而繼續治療，為時已晚。所以提醒腎炎患者及時診治、合理用藥、注重調養、定期複查是治癒腎炎的關鍵。

4 有腰痛症狀不一定是患了腎炎

臨床上我們發現許多有腰痛症狀的患者，往往首先懷疑是患上了腎炎之類的腎病，其實這是一種錯誤的臆斷。腎臟是實質器官，沒有感覺神經，所以腰痛並不是腎炎病人的主要症狀。腰痛一般來源於腰部肌肉、骨骼、韌帶等組織，許多疾病可以引起腰痛。腎臟無感覺神經分佈，但腎臟被膜、腎盂和輸尿管的神經分佈，腎區疼痛與腎臟被膜受牽拉、張力增加或腎盂、輸尿管痙攣有關。常見的腎區腰痛有兩種類型：一類是見於腎及輸尿管結石、血塊及壞死組織堵塞輸尿管所致，此類一般呈現出腎絞痛，伴有急性間歇性發作、放射到腰部、會陰或大腿內側，或伴有惡心、嘔吐、多汗等特點。另一類是泌尿系統疾病如腎盂腎炎、腎下垂、腎癌、腎周圍膿腫等，此類一般是腎區呈現慢性鈍痛。因此，腰痛的程度和性質是判斷疾病來源的一個重要的線索，不能以腰痛作為腎炎的主要症狀特徵。

5 不要因為蛋白尿而心存恐慌

慢性腎炎患者往往伴有不同程度的蛋白尿，蛋白尿是診斷腎炎的重要依據，也是評定腎炎治療效果的重要指標之一。但是蛋白尿的多少，並不一定反映腎臟損害的嚴重程度，同時也不要因一時發現有蛋白尿而懷疑自己的腎臟一定出了什麼毛病而恐慌。要知道蛋白尿有生理性和病理性的區分。一般尿中有蛋白質，可通過酸化尿液加熱後變混濁而檢出，稱之為蛋白尿。人體的腎臟是一個過濾器，正常情況下它可篩過小分子蛋白質，其中的 90% 的腎小管被吸收回體內，剩餘的部分與腎臟小管及其他尿路上皮細胞分泌的粘蛋白一起被排出，因此健康的人的尿中會有不同濃度的蛋白尿。正常人一般 24 小時尿中蛋白含量約 40～80 毫克，最多不超過 150 毫克。但這種少量的尿蛋白在臨床檢測中一般是呈現陰性，臨床稱之為尿蛋白陰性。如果尿中蛋白超過 150 毫克 / 日，臨床檢查可測出蛋白尿陽性。

蛋白尿陽性者，也是有生理性和病理性的區分。健康的人受到敏感性刺激時可引起蛋白尿，但刺激被消除，蛋白尿也隨之消失，如機械性壓逼時伴發的蛋白尿、寒冷或疼痛刺激伴發的蛋白尿等，即為生理性蛋白尿。所謂病理性蛋白尿是全身或局部病變所引起的蛋白尿，在病變未痊癒前而持久存在的蛋白尿。我們對蛋白尿有如此的了解就不必為蛋白尿而恐慌了，一旦發現有蛋白尿，應以平靜的心態及時就醫，做出及時診斷，以免使自己造成沒必要的恐懼或延誤病情。

6 謹防慢性腎炎的急性發作

慢性腎炎有反復發作、急性加重的趨勢，因此防止其急性發作很重要。最易引起發作的原因有感染、受涼、過度勞累、應激狀態或藥物損害等，這些誘因使慢性腎炎的病人出現急性腎炎的臨床表現，腎功能也可能急劇下降。大部分患者經過一段時間治療或調養，多數可恢復到穩定狀態，也有少數病人出現病情惡化而不可逆轉。因此，應謹防或及時治療慢性腎炎的急性發作，更應避免誘導急性發作的各種因素。

7 腎炎患者應注意預防感冒和流感

感冒和流感是較常見的呼吸道疾病。由於腎炎患者患感冒或流感後，會降低身體的抵抗力，致使其他細菌入侵，引起細菌感染，進一步削弱病人的抵抗力，而引起免疫複合物性腎炎，使病情加重。因此，預防感冒和流感，有着重要意義。而要想預防感冒和流感應做到：

（1）鍛練身體，增強體質，提高抗病能力。

（2）注意環境和個人衛生，避免發病誘因。

（3）氣候變化時，注意隨時增減衣服，防止受寒。

（4）感冒流行期間，可服用藥物預防，注意隔離，患者要戴口罩，避免去公共場所活動，防止交叉感染；室內可用醋熏蒸，進行空氣消毒，預防感染。

三 慢性腎炎患者飲食有宜忌

1 中醫對慢性腎炎患者飲食指導

中醫對慢性腎炎的飲食宜忌早就有所記載，如唐代醫家孫思邈提醒我們水腫比較難治，即使治好了，如果不注意飲食的調養，隨時都可復發，因此提出了"莫恣意咸物"，"秋冬暖飲，春夏冷飲，常食不得至飽，止得免飢而已"。實際是提出了不宜多食鹹，四季飲食有別的道理。至清代葉天士對虛勞的藥膳治療，進一步提出了"少而精"和補以"血肉有情之品"的原則，說明了中醫對該病飲食調養的重要性有了一定的認識。歷代諸多醫家也創立了許多有名的藥膳療法來治療水腫，極大地豐富了中醫藥對慢性腎炎的飲食治療內容。

2 西醫很重視慢性腎炎的飲食

現代醫學的研究表明，飲食調理對慢性腎炎的發展有着重要的影響，近年來國外的不少專家學者就飲食與慢性腎炎促進因素的關係進行了臨床和實驗研究。他們發現，高蛋白飲食可加速慢性腎功能衰竭的發生，這是因為在腎臟原發損傷的基礎上，加之高蛋白飲食，就會產生腎小球內高血壓，從而導致殘存腎小球的硬化和纖維化。而在臨床及實驗中發現，給予低蛋白飲食，則可延緩慢性腎功能衰竭的發生，這一結論逐漸被得到公認。因而，合理的飲食調理，對腎臟疾病腎功能不全具有良好的影響，能夠減輕腎小球負荷、延緩腎小球毛細血管硬化與腎功能衰竭的進程。因此，對慢性腎炎的飲食調理也越來越受到人們的重視。

3 慢性腎炎患者怎樣掌握蛋白質攝入量

慢性腎炎腎病型患者，應注意：

（1）及時調整蛋白質攝入量。低蛋白血症是腎病的必有症狀，它導致血漿膠體滲透壓下降，水液滲入組織，水腫頑固難消，機體抵抗力驟然下降，因此提高血漿蛋白含量十分必要。但是過量的補充會增加尿蛋白的排出，增加腎小球超濾負荷，對病情的恢復不利。一般應給予動物蛋白為主的高蛋白飲食，加上每天丟失蛋白的補償，對食慾不振的患者，可短期間斷的靜脈補充白蛋白或血漿，以提高膠體滲透壓，消除頑固性水腫。若腎功能出現損害，血漿蛋白又接近正常時，蛋白質攝入可按每日蛋白質定量×1.45+0.5～0.8克/千克體重·日進行補充，優質蛋白質要在60%以上，熱量與氮的供給比例應掌握在300～450千卡：1克為合適。

（2）限制動物脂肪的攝入。本型腎炎，常伴有高脂血症，因此，限制動物脂肪的攝入對疾病的恢復是有益的，特別對含有膽固醇高的食物（如動物的腦子、脊髓、內臟、肥肉、蹄筋、魷魚、蝦、蟹等）應控制。但因在治療過程中，患者對藥物的反應敏感，估計在短期內可獲得緩解者，則應靈活掌握，以照顧患者的食慾，也有利於其他營養素的攝入。

（3）對有水腫的本型患者，應限制水、鹽的攝入量，當水腫消除後，可適當放寬。

4 慢性腎炎輕症需限制飲食嗎

對慢性腎炎的輕症病例，蛋白質流失量每日在1～3克之間，且無明顯水腫及高血壓，腎功能又正常，一般不限制飲食，可以採用普食調節。蛋白質的攝入量一般依照每日的尿蛋白量的多少進行補充，一般按每日尿蛋白量×1.45＋1.0克/千克體重·日。如患者每日尿蛋白定量為2克，體重50千克，那麼每日所需蛋白質的攝入量為（2×1.45＋50×1 克／千克／日）52.9 克，其中，優質蛋白質佔50% 以上，熱量與氮的供給應掌握在一定的比例，一般應掌握在 200～250 千卡：1 克左右為宜。

5　腎功能損害時的飲食原則

慢性腎炎在病變的過程中，有腎功能損害時，飲食上亦應照顧，因慢性進展性的腎功能不全，低蛋白飲食能減輕慢性腎衰的進程，但會出現蛋白質缺乏和營養不良，因此應將兩個方面有機地結合起來，不應該苛求某一方面的重要，要視病情和機體的整體情況出發，合理調配飲食，一般要求為二低（低蛋白、低磷）、二高（高熱量、高和必需的氨基酸）、二適當（適當的維生素和適當的礦物質和微量元素）。

碳水化合物和脂肪是供給熱量的主要物質，盡量選擇含蛋白質較低的澱粉類食品，如藕粉、土豆、山藥、南瓜、芋頭、小麥等。豆類食品蛋白質含量較高，應當加以限制。

低磷飲食，一是要低蛋白飲食，因為食物含磷量與蛋白質含量成正比，二是限制食用含磷高的動物內臟、腦等。

此外，在低蛋白飲食中，要保證必需的氨基酸的攝入，並注意補充各種維生素及各種礦物質，以保證機體對各種營養素的需求。

更值得一提的是，飲食在保證質量的前提下，更要做到飲食有節，定時定量，不可忽飢忽飽、飢飽失度；要冷熱適宜，寒涼太過，則易傷陽氣；溫熱過度，則易傷陰助火。因此，合理的膳食結構，對本病的恢復起着不可忽視的作用。

6　慢性腎炎患者的四季飲食為何有別

慢性腎炎的發生與發展演變過程是一個比較複雜的病理變化過程。腎為水寒之臟，從中國醫學的理論中可以看出，腎為先天之本，內藏真陰真陽，其與五臟間皆存在着密切的關係，任何臟器有病，亦會影響腎的功能發生改變，綜觀本病的發生機理，肺、脾、腎、三焦、膀胱皆有直接的關係，然而其他臟腑如肝、心等在水液代謝過程中亦起到一定的相關作用。由此可見，從中醫學的整體觀念出發，在本病的發生、發展過程中，五臟間的功能協調上都可能發生變化。中醫學認為，人體是一個有機的整體，人體臟腑的生理活動和疾病的發生與發展，不僅同某臟腑的功能活動有直接的關係，而且同自然界的氣候變化亦有着相對應的關係。自然界四時歲序的變遷、寒暑往來的變化、四時陰陽的更替，每時每刻都對人體產生着不同的影響，就像“寒喜犯腎”，以寒犯寒，同氣相求一樣，風、寒、暑、濕、燥、火等自然界的氣候變化都可能影響腎的功能失調。這就是中國醫學“天人合一”，“天人相應”的觀點。慢性腎炎的發生，儘管是一個複雜的變化過程，但中醫學認為“邪之所湊，其氣必虛”，正是由於機體的抵禦病邪能力下降，肺、脾、腎功能失調，招至外邪侵襲，進而使機體水液代謝障礙所致。因此，在飲食的調理上，應根據本病以虛為本，以虛居多的病機特點，結合古人“春夏養陽”、“秋冬養陰”的古訓及患者的身體情況，特別要根據“咸傷腎”、“淡滲濕”的原則，並結合寒氣中腎，熱劫腎陰，燥傷肺而窮必及腎的特點，辨證用膳，才是本病的四季飲食護理的基本特點。一般而言，無論春、夏、秋、冬，凡水腫病人，宜淡不宜鹹，宜補不宜瀉（排除確無實邪的情況下），結合四季的氣候特點、病人不同的體質、感邪的輕重、病變的性質來調整膳食結構，合理選擇食物，才能有效地控制病情發展，滿足機體需要。

7　怎樣遵循四季飲食的原則

（1）春季當令，肝木易動，肝炎易旺，故在春季當令之時或體質屬於木火質者，應以清淡或潤燥食品為宜，而油膩炙熱、辛辣生火助陽之品則應少吃。

（2）夏季當令，火熱熾盛，炎熱氣旺，應以清淡飲食為主，而助陽生火之口更宜少用。長夏多濕，濕則困脾，脾靠燥而惡濕，故長夏之時，或平素屬痰濕質者，應以淡濕利濕類食品為宜，而肥膩生痰助濕之品則宜少用。

（3）秋燥傷肺，窮必及腎，燥為秋金肅殺之氣，金水相生，故內傷之燥，實有腎陽先虧，而秋燥外感，亦終傷腎陽，因此，秋氣當令，應以清淡、潤燥之食品為要。

（4）冬季當令，萬物封藏，腎為水臟，冬季嚴寒，寒喜中腎，故冬季當令或陽虛體質的患者，進食應以適量的辛溫助陽的食品為宜，少吃冷葷、冷飲及性屬寒涼的食品，以免損及腎陽，加重病情。

另外還應根據疾病的性質、輕重及疾病的演變過程中的某一個階段，合理選擇飲食，做到氣虛者補氣，血虛者補血，陰虛者補陰，陽虛者溫陽，從而達到陰陽平衡，以食補醫的治療目的。

四 對慢性腎炎有益的常用食物

1 小 麥

　　小麥味甘，性涼，入心、脾、腎經。具有養心、益腎、除熱、止渴的功效。適宜於臟躁、煩熱、消渴、瀉痢、癰腫、外傷出血、燙傷等疾患。從營養學的角度出發，小麥主要含大量澱粉，亦含有一定份量人體所必需的營養素，但慢性腎炎伴有糖尿病的患者不宜多食。

2 大 米

　　本品含有豐富的澱粉。中國醫學認為，大米味甘，性平，入脾、胃經。具有補中益氣、健脾和胃；除煩熱、止瀉痢的功效。凡慢性腎炎表現有脾虛氣虛、心煩者宜食之，若伴有糖尿病的患者，當限制攝入量，以免血糖升高。

3 小 米

　　現代藥理表明，小米中的苷元具有抗菌作用，1:10000 能抑制金黃色葡萄球菌，且對青霉素耐藥菌珠亦能抑制，對大腸杆菌、綠膿杆菌均有抑制作用。中國醫學認為，小米味甘、鹹，性涼；陳小米味苦，性寒，入腎、脾、胃經。小米具有和中、益腎、除熱解毒之功效，適用於脾胃虛熱、反胃嘔吐、消渴、泄瀉等疾患；陳小米能止痢，解煩悶，適宜痢疾、心煩不安者食之，煎湯或煮粥皆可，是慢性腎炎的較為理想之食品，對慢性腎功能不全而出現惡心、嘔吐、反胃、食欲不振的患者可經常食用。本品不宜與杏仁同食。

4 黑大豆

又有"烏豆"、"黑豆"、"冬豆子"等別稱。黑大豆含有較豐富的蛋白質、脂肪和碳水化合物、胡蘿蔔素、維生素B1、維生素 B_2、煙酸等。現代藥理研究表明，黑大豆具有雌激素樣作用，因其含有的大豆黃酮及染料木素（水解產物）均有雌激素樣作用；解痙作用，因其含有的黃酮對離體小鼠小腸有解痙作用，其效力為罌粟鹼的37%。中國醫學認為，本品味甘，性平，入脾、腎二經。具有活血、利水、祛風、解毒之功效，適用於水腫脹滿、風毒腳氣、黃疸浮腫、風痺痙攣、產後風痙、口噤、癰腫瘡毒等患者，並能解藥毒。本品"惡五參、龍膽"，勿與蓖麻子、厚朴同服。

5 綠 豆

本品具有抗菌作用，能夠降低血清膽固醇、甘油三酯和低密度脂蛋白及解毒作用。中國醫學認為，本品味甘，性涼，入心、胃經。具有清熱解毒、消暑利水之功效，適用於暑熱煩渴、水腫、瀉痢、丹毒、癰腫等疾病，並可解藥毒。從藥理研究來看，本品對慢性腎炎伴有高血脂的患者尤為適宜，但脾胃虛寒、滑泄者當屬忌之。

6 黃大豆

又有"黃豆"的別稱。本品成分可參考"黑大豆"條。據現代藥理研究表明，黃大豆具有抗潰瘍、降低血壓及利尿作用，並可以用來治療尋常的疣。有研究認為，豆漿飲食的鈣、鹽含量少，含維生素B1及煙酸較多，進食的水分又較多，故有降壓及利尿作用。中國醫學認為，本品味甘，性平，入脾、大腸經。具有健脾寬中、潤燥消水之功效，適用於疳積瀉痢、腹脹羸瘦、妊娠中毒、瘡癰腫毒、外傷出血等疾病。但黃大豆屬高蛋白質食品，在慢性腎炎的病變過程中，若出現慢性腎功能不全時應注意攝入量，從現代藥理研究的結果看，宜以飲用豆漿為宜。

7 冬 瓜

又有"白瓜"、"白冬瓜"、"東冬"等別稱。冬瓜子花的雌花含精氨酸、天門冬氨酸、谷氨酸較多，並含天門冬素。冬瓜子潤肺、化痰、消癰、利水，可治腎炎、尿道炎、小便不利、腳氣、水腫、腸癰及肺癰的病症。中國醫學認為，冬瓜甘淡，性涼，入肺、大小腸、膀胱經。具有利水、消痰、清熱、解毒的功效。適用於水腫脹滿、腳氣、淋病、痰鳴、咳喘、暑熱煩悶、消渴、瀉痢、癰腫、痔漏等疾病，並能解酒毒、魚毒。煎湯或煨熟炒菜均可。從本品的成分組成可以看出，它與其他瓜菜不同的是不含脂肪，含鈉量極低，有利尿、排濕的功能。因此，對慢性腎炎、水腫、高血壓、冠心病、動脈硬化等患者不失為一種較好的食品，但營養素的含量較低，應該配合其他食品一起食用，以滿足機體對營養的需要。因其寒涼，故虛寒腎冷、久病滑泄者不宜食用。

8 黃 瓜

黃瓜的葉、藤、根均可供藥用，有報道指用黃瓜藤治療高血壓的總有效率達82.8%，黃瓜藤的流浸膏及片劑均有降壓作用。中國醫學認為，本品味甘，性涼，入脾胃、大腸經。具有除熱、利水、解毒的功效。適用於煩渴、咽喉腫痛、火眼、燙火傷等。煮食或生吃、涼拌均可。但寒痰、胃冷者不宜食用。

9 瓠子

中國醫學認為，本品味甘，性寒，入心、膀胱、肝經。具有利水、清熱、止渴、除煩的功效。適用於水腫腹脹、煩熱口渴、瘡毒等疾病。煎湯、炒食均可。因其性寒，若腳氣虛脹者不宜食用。

10 茄子

中國醫學認為，本品味甘，性涼，入脾、胃、大腸經。具有清熱、活血、止痛、消腫之功效。適用於治療腸風下血、熱毒疱癰、皮膚潰瘍等。

11 大蒜

本品具有抗菌、抗原蟲的作用，對革蘭氏陽性及陰性細菌、霉菌、立克次氏體、原蟲有顯著的殺滅作用。臨床觀察也表明，用其製劑治療阿米巴痢疾、菌痢、滴蟲性陰道炎、百日咳及深部真菌感染等均有確切的療效；對心血管系統的作用，通過實驗及大量臨床觀察，能減慢心率，增加心肌收縮力，擴張末梢血管，並能明顯抑制血清膽固醇和血漿纖維蛋白含量的增高，以及全血凝固時間的縮短及動脈脂質的增加，防止動脈脂質沉積，有效抑制動脈粥樣硬化斑塊的形成，能顯著提高正常人和冠心病人的血清纖維蛋白溶解活性，並有明顯的降壓作用。除此以外，還具有降糖、提高免疫功能、抗腫瘤及抗炎症作用。但大蒜也有一定的毒副作用，其局部應用有刺激性。高濃度可使紅細胞溶解，揮發性物質可抑制人的胃液分泌，還可引起貧血等。中國醫學認為，本品味辛，性溫，入脾、胃、肺經。具有行滯氣、暖脾胃、消食積、解毒、殺蟲之功效。適用於飲食停滯、脘腹冷痛、水腫脹滿、泄瀉、痢疾、瘧疾、百日咳、癰疽腫毒、白禿疥瘡、蛇蟲咬傷等。生食、煨食、調味均可。因其辛溫，故陰虛火旺者及目疾、口齒、喉舌諸患和流行性疾病後均不宜食用。

12 西 瓜

全國各地均有栽培，於夏季採收。又有"寒瓜"等別稱。中國醫學認為，本品味甘，性寒。具有清熱解毒、除煩止渴、利小便之功效。適用於暑熱煩渴、熱盛傷津、小便不利、喉痹、口瘡等疾患。取汁飲服，食用方便。因其甘寒，一般寒濕盛者不宜服之。

13 雞 肉

中國醫學認為，本品味甘，性溫，入脾、胃經。具有溫中、益氣、補精、填髓之功效。適用於虛勞羸瘦、中虛胃呆食少、泄瀉、下痢、消渴、水腫、小便頻數、崩漏、帶下、產後乳少及病後體虛者。煮湯、燉、炒均宜，食用方便。凡實證、熱毒未清者不宜食用。

14 鯉 魚

又有"赤鯉魚"等別稱。其有效成分可因產地、季節、環境、年齡、營養狀況的不同而有一定的差異，冬季時，其肉的蛋白質及一些氨基酸含量均降低。另外，食用部分每100克中有核黃素0.1毫克、尼克酸3.1毫克。還含有組織蛋白酶 A、B、C 等。中國醫學認為，本品味甘，性平，入脾、腎經。具有利水、消腫、下氣、通乳之功效。適用於水腫脹滿、腳氣、黃疸、咳嗽氣逆、乳汁不通等疾患。食用方便，煎、煮、炒、煨均可。

15 鯽 魚

又有＂鮒＂等別稱。中國醫學認為，本品味甘，性平，入脾、胃、大腸經。具有健脾利濕之功效。適用於脾胃虛弱、納少無力、痢疾、便血、水腫、淋病、癰腫、潰瘍等疾患。食用方便，燒烤、煎、煮、炒均可。

16 羊 乳

本品為牛科動物山羊或綿羊的乳汁。其成分廣泛，營養豐富。中國醫學認為本品味甘，性溫。具有溫潤補虛之功效。適用於虛勞羸瘦、消渴、反胃、噎逆等疾患。

五 慢性腎炎的四季膳譜

春季膳譜

1 核桃粥

配 料

核桃仁50克，大米100克。

製 作

將核桃仁搗爛，同大米共入鍋中，加水適量煮粥。

用 法

供晚餐服食，連服數劑。

功 效

核桃仁含有蛋白質、脂肪、維生素 A、維生素 E、抗壞血酸、鈣、鐵、磷、鎂、錳等，久服可增加體重，提高血清白蛋白，更適宜腎炎伴有低蛋白血症的病人。中醫認為核桃仁可補腎固精，還能潤肺、潤腸；大米能調理脾胃，改善腸胃的吸收。

主 治

適用於各種慢性腎臟疾病所致的腰膝酸痛、小便淋漓、尿路結石、慢性便秘等症。

來 源

《家庭食療方1100種》。

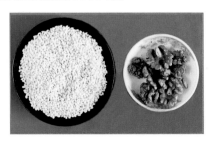

核桃仁、大米。

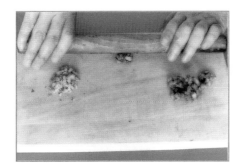

將核桃仁搗碎。

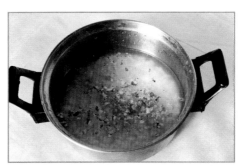

煮至粥成

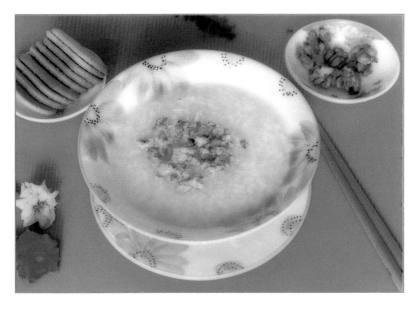

2 紅杞蒸雞

配 料

枸杞子15克，雞1隻，料酒、胡椒粉、生薑、蔥、味精、食鹽各適量。

製 作

將雞宰殺後，去毛及內臟，洗淨；將蔥切成段，薑切成片，備用。將雞放入鍋內，用沸水汆透，撈出放入涼水中沖洗乾淨，瀝盡水分，再把枸杞子裝入雞腹內，然後放入盆裏（腹部朝上），把蔥、薑放入盆裏，加入清湯、食鹽、料酒、胡椒粉，將盆蓋好，最好用濕綿紙封住盆口，武火上鍋籠蒸2小時取出。將綿紙揭去，揀去蔥、薑，再加入適量味精即成。

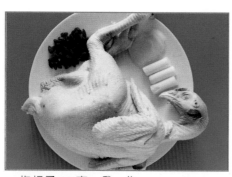

枸杞子15克，雞1隻。

用 法

佐餐食用。

功 效

滋補肝腎。

主 治

適用於慢性腎炎，日久表現為腰膝酸軟、神疲乏力、頭暈耳鳴等症的患者服食。

來 源

《大眾藥膳》。

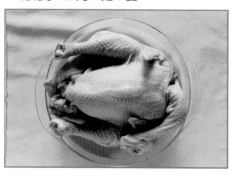

將雞放入沸水中汆透，再放入涼水中沖洗乾淨。

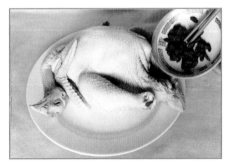

把枸杞子洗淨，裝入雞腹中。也可用紗布，把枸杞子包好，再放入雞腹中。

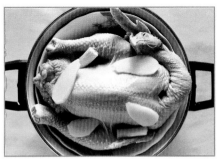

雞腹朝上，放入蒸盆中，把蔥、薑放入盆裏，加入清湯、食鹽、料酒、胡椒粉，隔水蒸 2 小時。

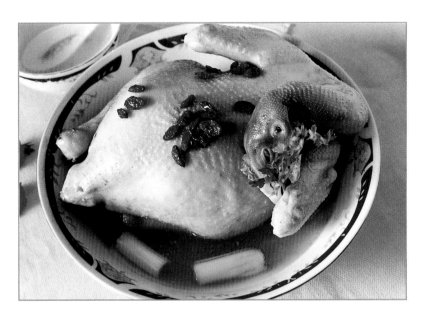

3 山藥腐竹雞片

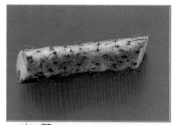

山　藥

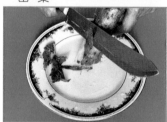

切皮

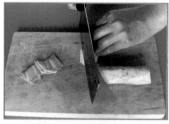

切成片

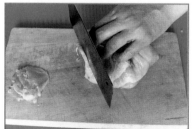

將雞肉切片

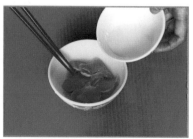

拌上調味料、澱粉糊。

配　料

　　腐竹2～3條，雞肉250克，生薑數片，蔥10棵，鮮山藥100克。

製　作

　　將雞肉切成片，加調味料腌10分鐘。腐竹撕成小塊，用滾油炸脆，撈起上碟。下油爆香薑、蔥，再下雞肉炒勻，放入山藥片略加翻動，入調料，勾芡後趁熱放在腐竹上即成。

用　法

　　佐餐食用，每日1次。

功　效

　　補脾腎，消蛋白。

主　治

　　適用於慢性腎炎、形體消瘦、倦怠乏力、納差、尿中蛋白長期不消等症。

來　源

　　民間方。

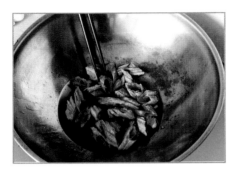

腐竹撕成小塊，
用滾油炸脆，備
用。

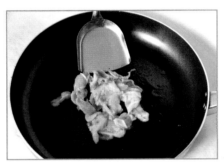

炒鍋放油燒
熱，放入雞肉
炒片刻，再放
入山藥片炒熟
即可出鍋。

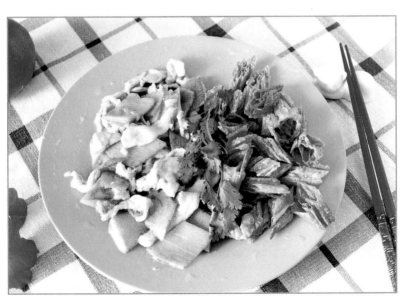

4 山藥豆腐湯

配 料

山藥 200 克,豆腐 400 克,大蒜 1 瓣,醬油、麻油、葱花、鹽、味精各適量。

製 作

山藥去皮切成片,豆腐用沸水燙後切成丁塊。花生油燒至五成熱,爆香蒜茸,倒入山藥片翻炒一會兒,加水適量,待沸,倒入豆腐丁,調味煮沸,撒上葱花,淋上麻油即成。

用 法

佐餐食用,每日 1 次。

功 效

山藥能固腎益精、健脾補中,改善腎虛腰痛、小便頻數、遺精、水腫等症狀;豆腐可清熱潤燥,解毒。共用能清熱利濕、健脾利尿。

主 治

適用於體弱脾虛引起的四肢與頭面水腫、小便不利、腰膝無力等病症。

來 源

經驗方。

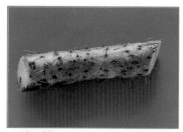

山 藥

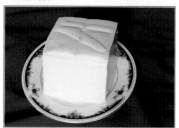

豆 腐

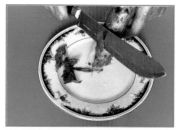

將山藥洗淨,削去皮。

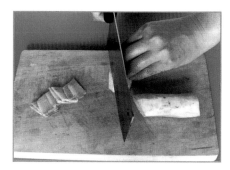

切山藥片

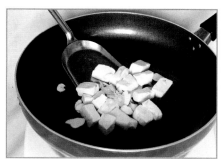

豆腐用沸水燙後切成丁塊。鍋中油燒熱,下山藥片、豆腐丁,加少許水,稍燉,調味至熟。

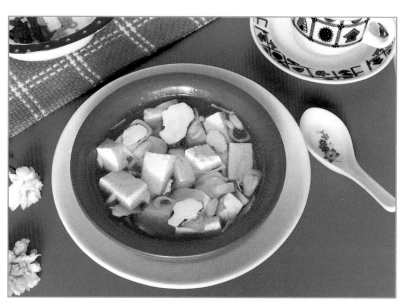

5 甲魚滋腎湯

配 料

甲魚1隻（約300克），枸杞子30克，熟地黃15克，食鹽、生薑、蔥各適量。

製 作

將甲魚放沸水鍋中燙死，剁去頭爪，掏去內臟，洗淨，放入沙鍋內。再放入洗淨的枸杞子、熟地黃，加水適量，武火燒開，再加入鹽、味精、薑、蔥，改用文火燉至甲魚肉熟爛即成。

用 法

佐餐或單食。

功 效

甲魚含有硫胺素、核黃素、尼克酸、鈣、磷及碳水化合物等，具有滋陰涼血功能；枸杞子能滋腎，補肝腎之陰，改善腰膝酸軟、頭暈目眩等症狀；熟地黃可滋陰、補血，改善腎虛腰膝痠弱、低熱、盜汗等症狀。本膳方各藥合用可滋陰補腎。

主 治

適用於老年肝腎虛之腎臟疾病、腰膝酸軟、頭暈眼花、貧血、低熱盜汗和腎癌、身體虛弱等症。

來 源

經驗方。

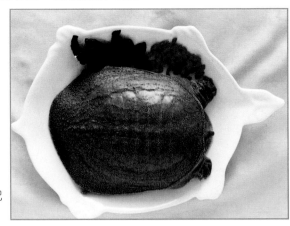

甲魚、枸杞子、熟地黃。

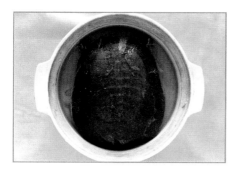

將甲魚放入沸水中燙死，剁去頭爪，掏去內臟，洗淨。

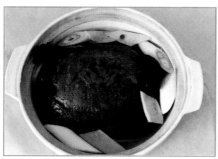

將甲魚放入沙鍋內，加入洗淨的枸杞子、熟地黃，再加適量水燒開，再加鹽、味精、蔥、薑，以文火燉熟。

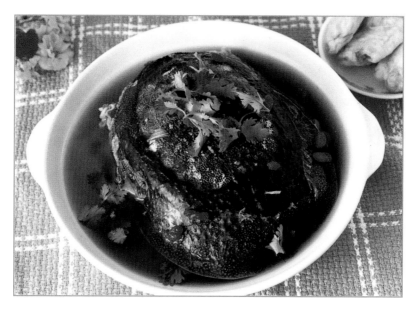

6 鯉魚粥

配料

鮮鯉魚1尾，粳米60克，蔥、薑末、胡椒粉、料酒各適量。

製作

將鮮鯉魚去鱗及內臟，洗淨後入鍋中，加入蔥、薑末、料酒、胡椒末及適量清水，煮熟後撈起，放入粳米同煮為粥。

用法

晨起作早餐食用，連服數天。

功效

補脾健胃、利水消腫。

主治

適用於各種慢性腎臟疾病，而症屬脾胃虛弱、脾虛水腫、小便不利之患者服食。

來源

《家庭食療方1100種》。

鯉 魚

煮鯉魚

除去鱗及內臟

加入蔥、薑等材料。

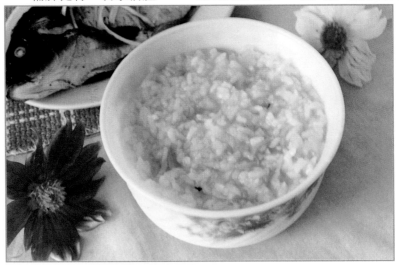

7 芹菜車前湯

配 料

　　鮮芹菜 500 克，鮮車前子 50 克，蜂蜜 50 毫升。

製 作

　　將芹菜洗淨切段，與紗布包好的車前子一起入鍋，加水適量煎煮15分鐘，去渣取汁，加入蜂蜜即成。

用 法

　　在1日內，分3～4次飲服。

功 效

　　芹菜能利小便並促進消腫、健胃下氣並改善胃腸功能；車前子利水消腫，有軟化血管作用。二者相配，能清熱利水、降壓降脂。

主 治

　　適宜於慢性腎炎（高血壓型）、水腫、少尿、血壓持續性增高等患者服用。

來 源

　　經驗方。

過濾取汁

芹菜、車前子。

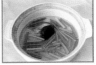

將芹菜、車前子入鍋。

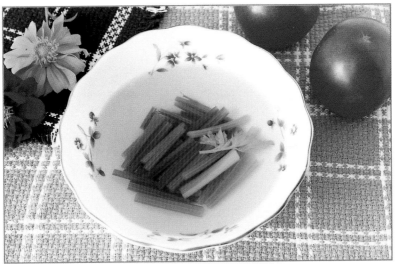

8 蓮棗山藥粥

配 料

　　蓮子50克，大棗15枚，山藥100克，糯米100克，白糖適量。

製 作

　　將蓮子、大棗、山藥先煎20分鐘，再入糯米煮成稀粥即成。

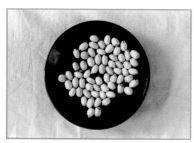

蓮 子

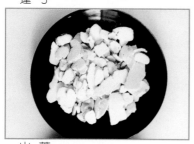

山 藥

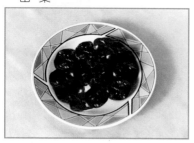

大 棗

用 法

　　每日1次，喝粥。

功 效

　　蓮子補脾止瀉；大棗補中益氣；山藥益腎和脾。上述各味同用能健脾養心。

主 治

　　適用於各種慢性腎臟疾病，而證屬心脾兩虛、身體消瘦、食欲不振、心悸失眠、腰病、蛋白尿等。

來 源

　　民間方。

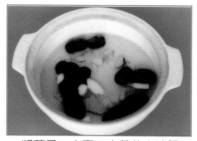

　　將蓮子、大棗、山藥放入沙鍋，煎煮20分鐘。

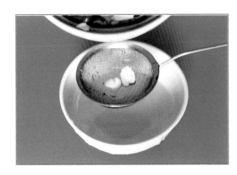

將山藥濾去，若用鮮山藥，可直接放入淘淨的糯米。

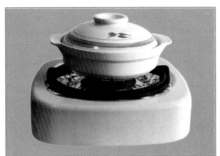

繼續煮蓮子、大棗、糯米，至粥熟。

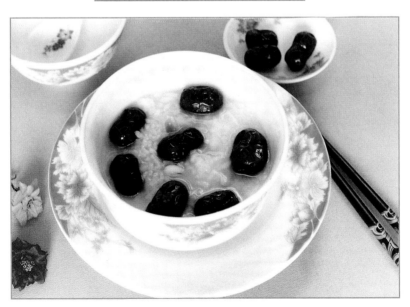

9 香菇海參

配料

水發海參250克，鮮香菇100克。

製作

將香菇與海參同燉，加調料適量即成。

用法

可常佐餐食用。

功效

海參甘鹹，性平，含有甾醇、三萜醇、粘蛋白、脂肪及微量元素。具有補腎益精、養血潤燥的功能。香菇味甘，性平，含有多種維生素、氨基酸，有明顯的增強機體免疫功能，抑制腫瘤生長的作用。此方能健脾益腎，滋陰養血。

主治

適用於急、慢性腎炎患者，而證見神疲倦怠、腰膝酸軟、水腫及全身或腰以下半身為重、小便不利、尿有蛋白。

來源

經驗方。

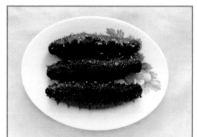

海 參

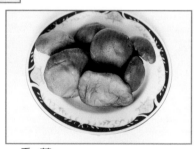

香 菇

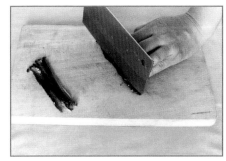

將海參洗淨，發
透，切成薄片；香
菇洗淨，切片。

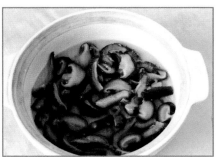

將切好的香
菇、海參放入
沙鍋中燉20～
30分鐘，加入
適量調料。

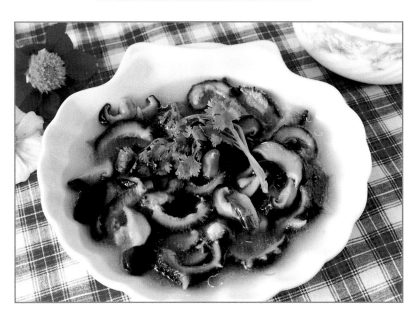

10 地黃粥

配 料

　　乾地黃20克，枸杞子30克，粳米100克。

製 作

　　乾地黃煎汁去渣，枸杞子同粳米煮粥，粥熟後放入地黃汁，攪勻即成。

用 法

　　可作早、晚餐食用，連服10～15次。

功 效

　　地黃可益腎補肝、滋陰養血；枸杞子能補腎，改善腰酸、頭暈、耳鳴等；粳米健脾益胃。三者同煮成粥食用，具有滋補肝腎、健脾益胃之功。

主 治

　　適用於急、慢性腎炎患者，而症見頭暈頭痛、視物模糊、五心煩熱、耳鳴、口乾欲飲、夜寐不安、腰酸腿軟。

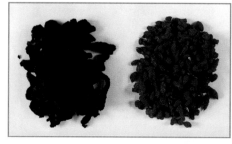

　　地黃含β-谷甾醇與甘露醇，少量豆甾醇，微量的菜油甾醇，還含有地黃素、生物鹼等。其藥理作用有降低血糖、強心、利尿、保腎、保肝和抗菌消炎作用。

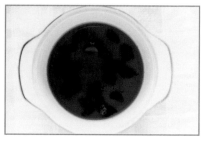

　　將乾地黃洗淨，放入沙鍋中，加適量清水煎煮30分鐘。

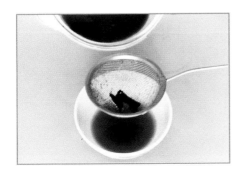

把煮過的乾地黃過濾，取濾液備用。

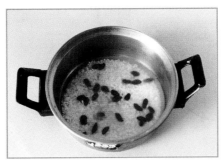

粳米淘洗乾淨，放入鍋中，加水適量，加洗淨的枸杞子，共煮至米熟。對入地黃汁。食時加糖。

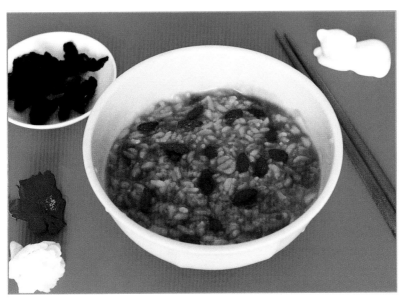

11 山茱萸煨鴨

配 料

山茱萸30克,老鴨1隻。

製 作

將老鴨去毛及內臟後,將山茱萸納入鴨腹內,加水煨熟,調料即成。

用 法

吃鴨喝湯,可每月3～4次。

功 效

山茱萸入肝、腎經,補肝腎、澀精氣、固虛脫。治腰膝酸痛、眩暈、耳鳴、陽痿、遺精、小便頻密等症。鴨肉含蛋白質、脂肪及鈣、磷、鐵、硫胺素、核黃素、尼克酸等成分,具有利水消腫、滋陰養胃的中醫功效。二者相配,經調味食用,具有滋補肝腎、滋陰潛陽之功。

主 治

適宜於慢性腎炎患者,而症見頭暈頭痛、視物模糊、五心煩熱、耳鳴、夜寐不安、腰酸腿軟。

來 源

經驗方。

山茱萸含山茱萸苷、皂苷、鞣質等。具有降壓、利尿作用,可用於高血壓病有腎虛症狀及腎炎水腫的患者。另外還有抗菌消炎的作用。

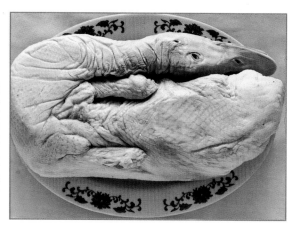

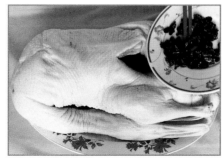

將山茱萸洗淨，
放入鴨腹中。

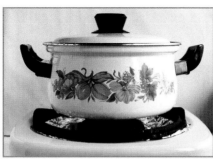

將老鴨放入
鍋中，加水適
量，小火煨
熟。

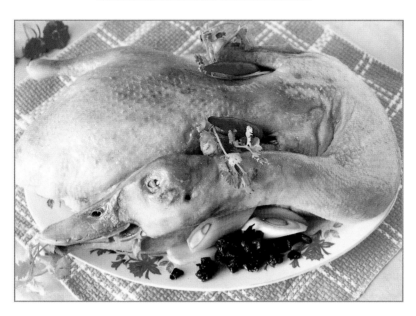

夏季膳譜

1 蘿蔔餅

配料

白蘿蔔 250 克，麵粉 200 克，茯苓粉 50 克，瘦豬肉 100 克，生薑、蔥、食鹽、菜油各適量。

製作

將白蘿蔔洗淨，切成細絲，用菜油煸炒至五成熟時，待用。

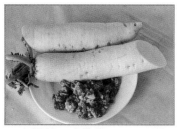

白蘿蔔、瘦豬肉。

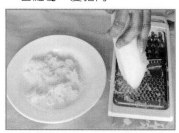

將蘿蔔洗淨，插成細絲。

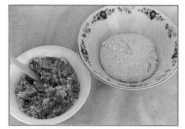

肉餡、蘿蔔加調味料調好，麵和好備用。

將肉剁細，加生薑、蔥、食鹽調成白蘿蔔餡。將麵粉、茯苓粉加水適量，和成麵團，將麵團搓成薄片，將餡填入，製成夾心小餅，放入油鍋內，烙熟即成。

用法

當主餐食用，隨量食服。

功效

蘿蔔能健脾消食、補肝明目、清熱化痰、利尿消腫、行氣寬胸。其成分含有多種維生素、粗纖維、蛋白質、澱粉酶、鈣、磷、錳、硼等。研究表明，它有促進血紅素增加，促進胃腸蠕動，降血脂軟化血管，防動脈硬化及抗癌作用。此方能健脾和胃、理氣化痰。

主治

適用於慢性腎炎、四肢浮腫、小便不利、食欲不振、胸腹脹滿等症。

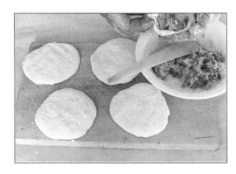

將麵團搓成薄片，包上餡。

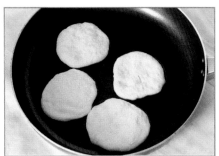

炒鍋加油，放入餡餅，烙熟。

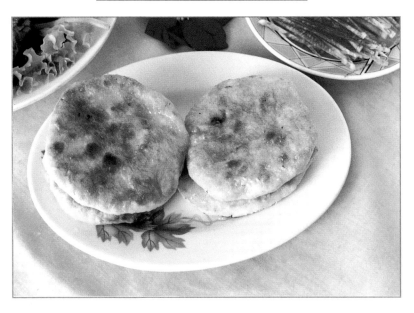

2 茶葉釀鯽魚

配料

　　活鯽魚1尾（約150～200克），綠茶10～15克，黃酒少許，生薑2片。

製作

　　將鮮鯽魚去腸臟及鰓，留鱗；將綠茶用紗布包好，塞入魚腹，用線縛紮，以酒、鹽少許調味蒸熟後，取去茶葉即成。

用法

　　食魚飲汁，每日1次，7～10天為1個療程。

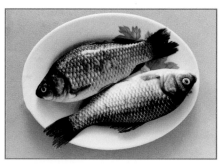

　　綠茶含有嘌呤類生物鹼，β、γ-庚烯醇，以及α、β-庚烯醛等。適量應用有擴張冠狀血管、改善支氣管哮喘、利尿消腫及抑菌等作用。

功效

　　鯽魚能利水祛濕，可改善浮腫、脾胃虛弱、消化吸收不良的症狀；綠茶可利尿消腫、消食化痰。二者相配，對水腫的病人有較好療效，具有健脾和胃、利水消腫的功效。

主治

　　適用於慢性腎炎和腎病綜合症，全身明顯浮腫、少尿、蛋白尿及出現低蛋白血症等。

來源

　　《中醫食療全書》。

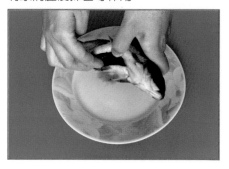

　　將鯽魚洗淨，洗去鰓及內臟，鱗保留。

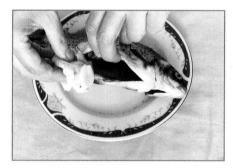

將茶葉包塞
入魚腹中

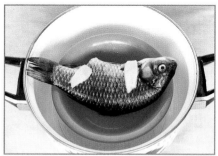

放入蒸盆，
加適量料酒、
鹽調味，上屜
蒸熟。

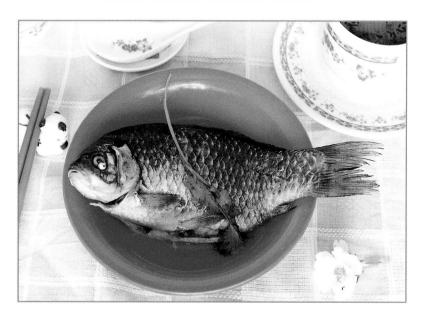

3 蔥冬鯉魚羹

配 料

　　鯉魚1尾（300～500克），蔥白6根，冬瓜500克，生油、料酒、薑絲、食鹽各適量。

製 作

　　將鯉魚去鰓，棄臟，去鱗，沖洗乾淨，經油炸至七成熟後加切塊的冬瓜、蔥白，並加入料酒、薑絲、鹽適量調味後用文火蒸熟，撒味精少許，作羹即成。

用 法

　　在1日內分2～3次佐餐食完。

功 效

　　鯉魚含有多種氨基酸，以谷氨酸、甘氨酸、組氨酸最為豐富，功能利水消腫、通乳下氣，用於脾虛水腫、小便不利等。冬瓜除含大量水分外，還含有蛋白質、糖類、粗纖維、維生素B_1、維生素B_2、尼克酸、胡蘿蔔素。它的鈉量低又具有利尿作用，是冠心病、高血壓及腎炎水腫的良品。二者相配食用，可健脾補虛、袪濕消腫。

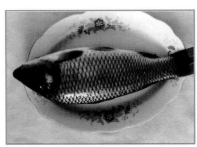

鯉 魚

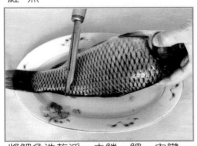

將鯉魚洗乾淨，去鱗、鰓、內臟。

主 治

　　適用於慢性腎炎、腎病綜合症、水腫、小便不利、食欲不振、蛋白尿、低蛋白血症等。

來 源

　　經驗方。

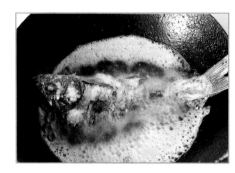

炒鍋放油，燒
至七成熱時，將
魚放入，炸熟。

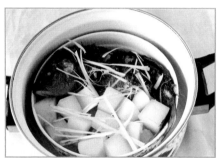

將炸好的魚
加冬瓜、葱、
調料，用文火
蒸熟。

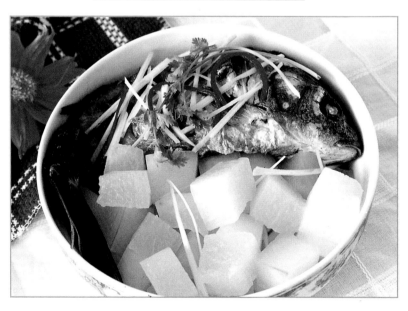

4 鯉魚黑豆粥

配 料

　　鯉魚1尾，糯米50克，蔥白、黑豆各適量。

製 作

　　將鯉魚去鱗、鰓及內臟，洗淨，放入鍋內，加水適量，以文火煮至湯減半時，去魚入糯米及蔥、黑豆煮粥，待米爛、稀稠適中時即成。

用 法

　　每日1次，作早餐服食，溫熱時服。

功 效

　　鯉魚健脾利水，消水腫；糯米補中益氣，改善脾胃虛弱；蔥白能祛風除寒；黑豆能補腎養陰，且清熱，解表邪。各味相配煮粥能健脾利水、疏散風寒。

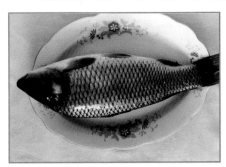

鯉魚營養豐富，食法多樣，可燒、可燉。

主 治

　　適用於慢性腎炎急性發作所致的水腫、尿少、惡寒、無汗、咳嗽等症。

來 源

　　民間方。

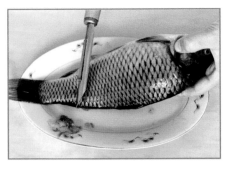

將鯉魚去鱗、鰓及內臟，備用。

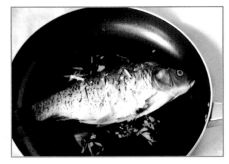

鍋中加水，放入整理好的鯉魚，文火煮至湯剩一半時，撈出鯉魚。

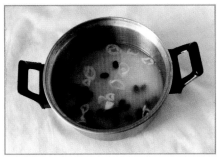

魚湯放入洗淨的糯米、蔥、黑豆，待豆、米爛時，即可。

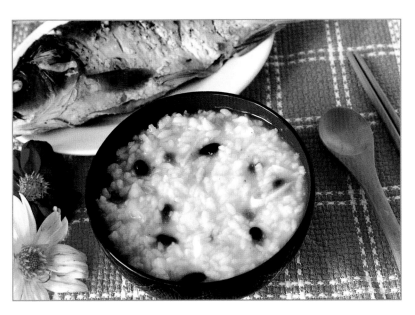

5 薏米粥

配料

薏米 50 克，白糖適量。

製作

將薏米洗淨，置於鍋內，加水適量。先用武火燒沸，再用文火煨熬，待薏米熟爛後，加入白糖即成。

用法

每日 1 次，佐餐食用，可常服。

功效

健脾除濕。

主治

適宜於慢性腎炎、水腫、小便不利、關節沉痛、食欲不振等脾胃虛弱的患者服用。

來源

《本草綱目》。

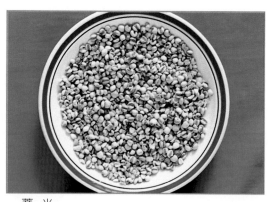

薏 米

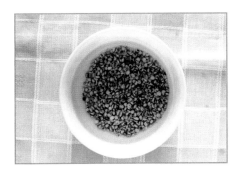

將薏米浸泡

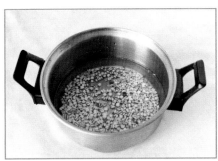

將泡好的薏
米放入鍋中，
加水適量，文
火煮1小時。

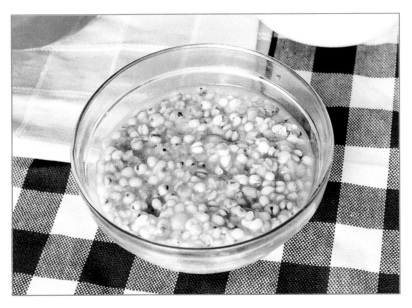

6 冬瓜玉米麵粥

配 料

　　新鮮連皮冬瓜100克，玉米麵50克。

製 作

　　將連皮冬瓜洗淨，切塊，置入鋁鍋內，加水適量，撒入玉米麵，用文火熬煮至爛粥即可。

用 法

　　每日2次，上、下午隨意服食。

功 效

　　取冬瓜連皮，有增強利尿消腫作用。玉米含澱粉、脂肪油、生物鹼類、維生素B_1、維生素B_2、維生素B_6、類胡蘿蔔素，有調中開胃、利尿消腫、益肺寧心的功效。二者相配合用，既能開胃消食，又能利水消腫。

主 治

　　適用於慢性腎炎水腫的患者。

來 源

　　民間方。

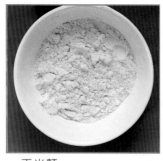
玉米麵

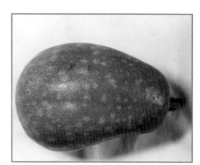
冬　瓜

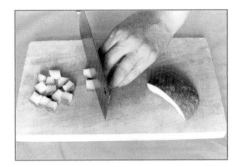

將冬瓜洗淨，
帶皮切成小塊。

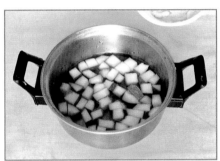

置入鍋內，
用文火熬煮至
爛，粥成。

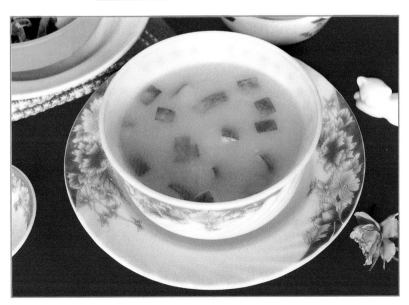

7 鯽魚筍湯

配料

鯽魚250克，香菇25克，玉米鬚60克，竹筍片25克，黃酒、薑片、蔥段、精鹽、味精各適量。

製作

將鯽魚宰殺去鱗及腸雜，洗淨，用酒、鹽腌10分鐘。油爆蔥薑，下玉米鬚（布包）、筍片、香菇片，並加水適量煮沸，放入鯽魚，加酒、調味品。燜煮30分鐘，撒入蔥花即成。

用法

將玉米鬚包揀出，佐餐食，每日1次。

功效

該方中玉米鬚具有利尿、泄熱、平肝利膽的作用，是治療腎炎水腫、腳氣、膽囊炎等病的常用品。其化學成分含揮發油、脂肪油、樹膠樣物質、樹脂、苦味糖苷、皂苷、生物鹼、抗壞血酸、泛酸、維生素E、醌等。研究也証實，它的利尿作用好，還有降壓、止血等作用。因此，有健脾益氣、利水消腫之效用。

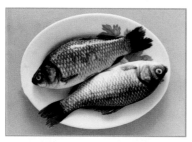

鯽魚

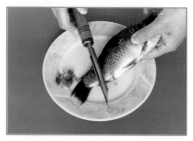

將鯽魚去鱗及內臟，洗淨，撒上細鹽腌10分鐘。

主治

適用於慢性腎炎脾虛型，而症見四肢浮腫、小便不利、食欲不振、體倦乏力等患者服食。

來源

民間方。

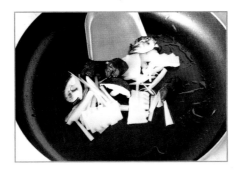

油爆葱薑，加
筍片、香菇翻
炒，加少許水。

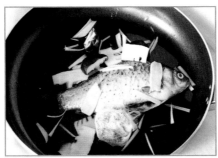

水沸後，放
入鯽魚，加調
味料，燜煮30
分鐘，加葱
花。

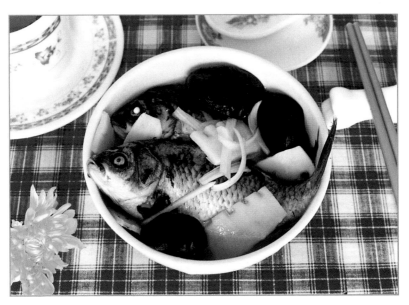

8 綠豆鴨肉湯

配料

老母鴨1500克，大蒜4頭，綠豆50克，黃酒2匙，薑片、蔥段各適量。

製作

將老母鴨宰殺並清洗乾淨，用沸水燙一下，以黃酒抹遍全身。將綠豆、蒜頭及蔥段、薑片塞入鴨腹內，以線縫合，置瓷盆中入鍋蒸3～4小時，至鴨肉爛熟離火即成。

用法

喝湯、吃肉、蒜及綠豆，分兩日吃完。

功效

取鴨肉滋陰養胃，能改善營養不良，除虛熱，利水消腫；取綠豆利水，清熱解毒，以治療水腫，解腎中之毒。該膳方能滋陰補腎、利水消腫。

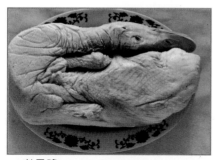

老母鴨

主治

適用於慢性腎炎、水腫、小便短少、腰膝酸軟、心煩失眠、口乾咽燥等症。

來源

經驗方。

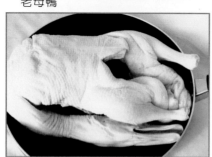

將鴨放在沸水中燙一下

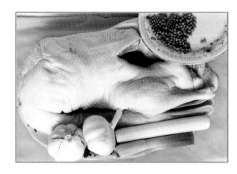

用黃酒抹遍全身，將綠豆、葱、薑塞入鴨腹內。

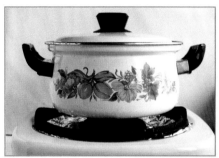

入鍋蒸3～4小時，至鴨肉爛熟。

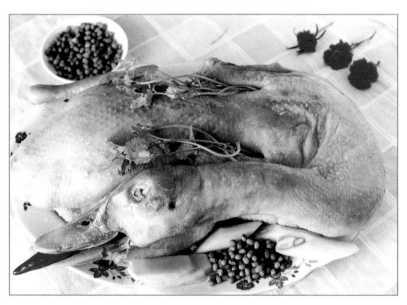

9 芪瓜鯉魚湯

配 料

生黃芪 30 克，冬瓜 500 克，鯉魚 1 條（約 250 克）。

製 作

將生黃芪用紗布包好；冬瓜洗淨切塊；鯉魚洗淨，去鱗及內臟。共入沙鍋內加水適量，武火煮至魚熟瓜爛即成。

用 法

1 日服完，佐餐食用，連服數日，待水腫消退後，每周服1～2次。

功 效

生黃芪利水消腫的作用強，並有益氣固表的作用，防止因體虛多汗而引起感冒；冬瓜可利水消腫；鯉魚能健脾利水。三者相配可健脾益氣、利水消腫。

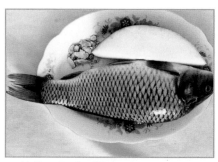

黃芪、冬瓜、鯉魚。

主 治

適宜於慢性腎炎、腎病綜合症、水腫較重，而症見面色無華、精神倦怠、少氣乏力、尿蛋白多的患者。

來 源

經驗方。

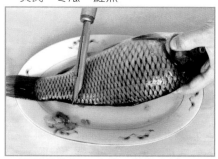

將鯉魚洗淨，去鱗、鰓及內臟。

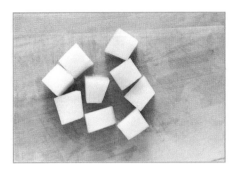

將冬瓜洗淨，去皮，切成塊狀。

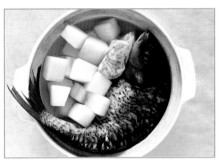

將洗好的鯉魚、冬瓜一同放入沙鍋，加水適量，武火煮至魚熟瓜爛，再加適量調料。

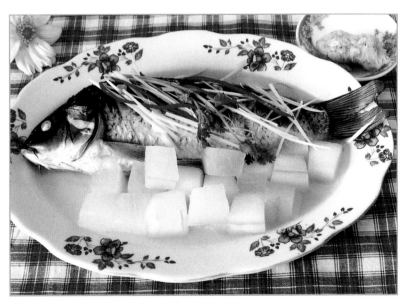

慢性腎炎的四季膳譜 / 59

10 赤小豆鯉魚湯

配料

赤小豆 60 克，鯉魚 500 克，蔥 20 克，薑 15 克，鹽少許。

製作

將赤小豆洗淨，去雜質；鯉魚去鱗，去內臟洗淨；蔥切段、薑切片備用。將赤小豆、鯉魚、薑、蔥、鹽放入燉鍋內，加水2000毫升。鍋置武火上燒沸，用文火燉熬至赤小豆熟透即成。

用法

每日 2 次，每次 1 碗，吃肉喝湯，既可佐餐，亦可單食。

功效

赤小豆含有蛋白質、脂肪、碳水化合物、粗纖維、灰分、鈣、磷、鐵、硫胺素、核黃素、尼克酸等。中醫認為有利水除濕、活血排毒、消腫等效用。配合鯉魚的使用能增加利水功能，還可解腎中毒邪。該膳方可清熱解毒、利水消腫。

主治

適用於各種腎臟疾病而見水腫、小便不利者。

來源

《疾病飲食學》。

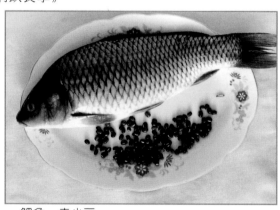

鯉魚、赤小豆。

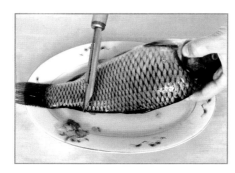

將鯉魚去鱗、
鰓及內臟，洗淨。

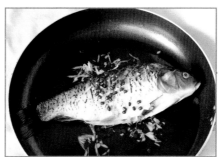

將赤小豆、
鯉魚、蔥、
薑、鹽放入鍋
中，加水，武
火煮沸，文火
燉至赤小豆熟
透。

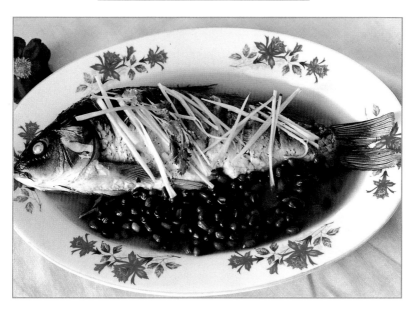

1 茱萸蓮子粥

配　料

　　山茱萸15克，蓮子15克，粳米60克，白糖適量。

製　作

　　將山茱萸、蓮子（去心）洗淨，放入沙鍋煎煮20分鐘過濾，把粳米洗淨，一同放入沙鍋煮粥，粥將熟時加入白糖稍煮即成。

用　法

　　1日內分兩次服用。

功　效

　　山茱萸具有補肝腎、澀精氣的功效，能改善腰膝酸痛、眩暈耳鳴；蓮子益腎固精，促進小便頻數及蛋白尿的好轉。該膳方諸味合用，能達到補肝腎、益精氣之功效。

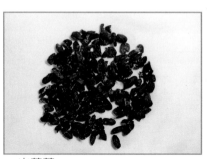

山茱萸

主　治

　　適用於慢性腎炎及腎病綜合症、腰膝酸痛、眩暈 耳鳴、小便頻數、蛋白尿等。

來　源

　　經驗方。

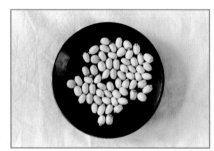

蓮　子

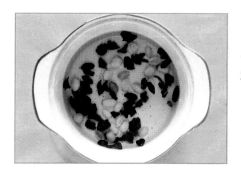

將山茱萸、蓮子放入沙鍋煎煮20分鐘。

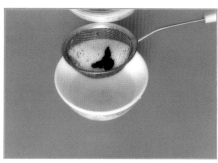

將山茱萸、蓮子過濾，再把粳米放入沙鍋煮至粥成。

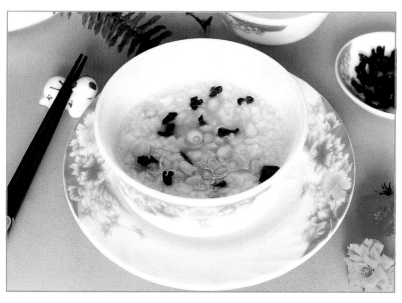

2 苡仁紅棗粥

配 料

薏苡仁50克，大米150克，紅棗10枚，白糖30克。

製 作

將薏苡仁、大棗、大米洗淨，放入鍋中，加水適量。將鍋置於武火上燒沸，再用文火煮約50分鐘，至米爛粥熟即可。食用時加入白糖拌勻。

用 法

每日2次，作早、晚餐食用。

功 效

薏苡仁營養豐富，能補脾利濕，改善脾虛水腫；大棗能補益脾胃。二者與大米同用，具有健脾除濕、利水消腫的功效。

主 治

適用於慢性腎炎、水腫、小便不利、四肢沉重、胸悶腹脹、食欲不振等症。

來 源

經驗方。

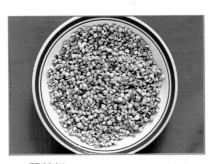

薏苡仁

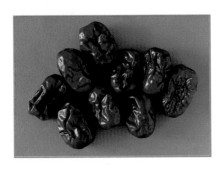

大 棗

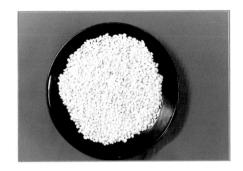

大 米

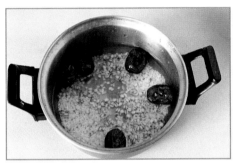

將大米洗淨，
和薏苡仁、大棗
一同放入鍋中。
文火煮約50分鐘
至粥爛。

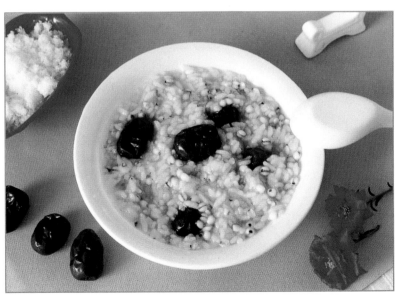

慢性腎炎的四季膳譜 / 65

3 參棗米飯

配料

西洋參10克，大棗20克，糯米250克，白糖50克。

製作

將西洋參、大棗放在瓷鍋或鋁鍋內，加水泡發，然後煎煮30分鐘左右，撈出西洋參、大棗，藥液備用。將糯米淘洗乾淨，放在大瓷碗中，加水適量，經蒸熟後扣在盤中，然後把西洋參、大棗擺在米飯上面，最後將藥液加入白糖，煎成濃汁澆在米棗飯上即成。

用法

當主食用餐，每日1次。

功效

健脾益氣。

主治

適用於慢性腎炎、體虛氣弱、倦怠乏力、心悸失眠、食欲不振、肢體浮腫等病症。

來源

《醒園錄》。

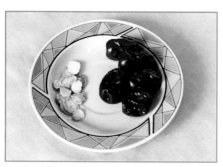

西洋參、大棗。

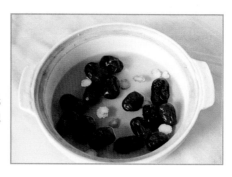

將西洋參、大棗洗淨，放入沙鍋，加水泡發，然後蒸煮30分鐘，撈出大棗、西洋參。

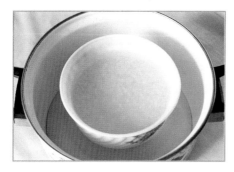

用藥液蒸糯
米飯

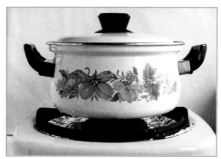

入鍋蒸30分
鐘，熟後扣入盤
中，擺上大棗、
西洋參，藥液加
白糖，澆在飯
上。

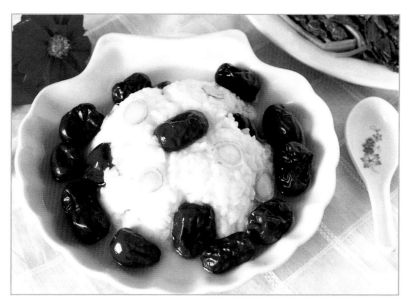

4 蔥薑蘑菇豆腐湯

配 料

鮮蘑菇150克，豆腐400克，大蒜1瓣，蔥花、薑片、鹽、麻油、味精、胡椒粉各適量。

製 作

將鮮蘑菇切丁，豆腐用沸水燙透瀝乾切成薄片。油燒至六成熱，爆香蒜丁、薑片，加入蘑菇丁煸炒，然後倒入清水。待沸後倒入豆腐片，並調味；再沸後，勾薄的透明芡，撒上蔥花、胡椒粉，澆上麻油即成。

用 法

每日1次，佐餐食用。

功 效

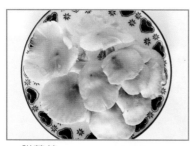

鮮蘑菇

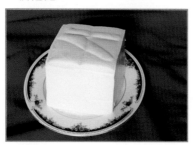

豆腐

鮮蘑菇含有水、蛋白質、脂肪、碳水化合物、粗纖維、灰分、鈣、磷、鐵、維生素等成分，具有悅神開胃的功效；豆腐含豐富的蛋白質、碳水化合物、脂肪、鈣、磷、鐵、硫胺素、核黃素等成分，能益氣和中、生津潤燥。諸味合用可清熱開胃、益氣寬中、消腫利水。

主 治

適用於慢性腎炎引起的四肢及頭面水腫、食欲不振、脘腹脹滿等症。

來 源

《腎臟疾病飲食調養》。

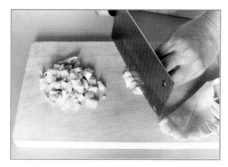

將蘑菇洗淨，
剪去硬蒂，切成
小丁。

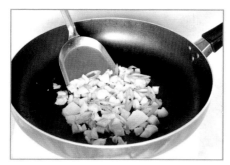

炒鍋放油，燒
至六成熱時，放入
薑蒜，加入蘑菇丁
煸炒。然後倒入清
水，沸後加豆腐塊
調味，煮沸後勾
芡，撒上蔥花、胡
椒粉、麻油。

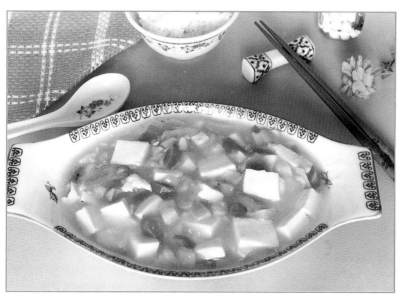

5 枸杞金絲銀魚湯

配 料

乾銀魚75克，火腿50克，雞皮25克，芙蓉蛋1個，豬油60克，枸杞子10克，冬筍或青菜適量，鹽少許。

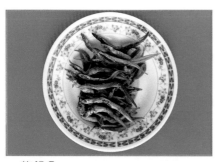

乾銀魚

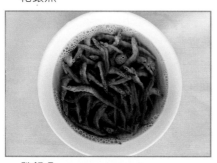

發銀魚

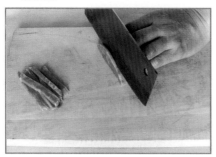

火腿切條

製 作

先用溫水把銀魚發軟，撈出備用。火腿、雞皮切成絲。鍋內放豬油，把銀魚放入略炒幾下，然後把火腿、雞皮放入同炒，再添上鮮湯，最後下芙蓉蛋、冬筍、枸杞子、鹽，用小火煮（水不宜多）片刻即成。

用 法

每日1次，佐餐或單食。

功 效

滋腎、補腎。

主 治

適宜於慢性腎炎及面部水腫的患者服用。

來 源

經驗方。

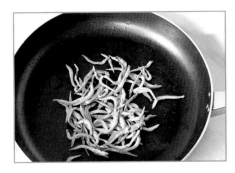

油鍋燒熱，放人發好的銀魚，略炒。

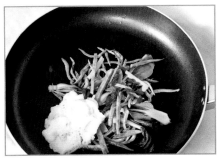

添上鮮湯，加人雞蛋、火腿、冬筍、枸杞子，加調味料。

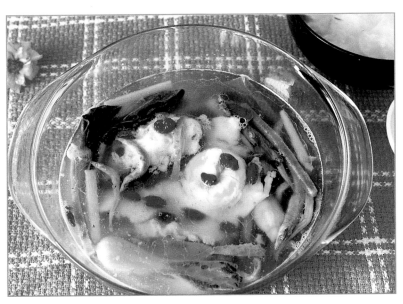

6 草魚豆腐湯

配 料

    草魚1條（約500克），豆腐250克，鮮山藥50克，青蒜10克，料酒、醬油、白糖、豬油、雞湯各適量。

製 作

    將草魚去鱗、鰓及內臟後洗淨，切段；豆腐切成長1厘米見方的小塊；山藥去皮切片；青蒜洗淨後切成段。鍋內加入豬油，燒熱，把魚放入，再加入料酒、醬油、糖和雞湯燒煮至魚熟。放入豆腐及山藥，把湯燒開後，改文火燜燒12分鐘，待豆腐浮起，放入青蒜和熟豬油即成。

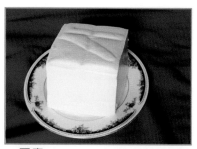

豆腐

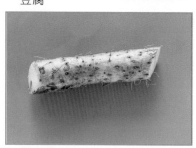

鮮山藥

用 法

    每日1次，佐餐食用。

功 效

    補中、利水、平肝、祛風。

主 治

    適用於慢性腎炎脾胃氣虛引起的水腫、納少乏力、神疲倦怠等病症。

來 源

    《中醫內科學》。

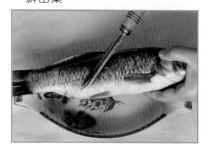

    將草魚去鱗、鰓及內臟，切段。

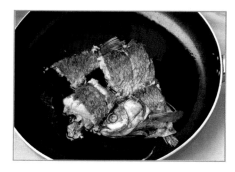

鍋內加豬油，燒熱，放入魚段，加料酒、醬油、糖、雞湯煮至魚熟。

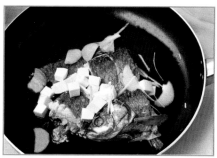

放入豆腐、山藥，燒開後，文火燜12分鐘。

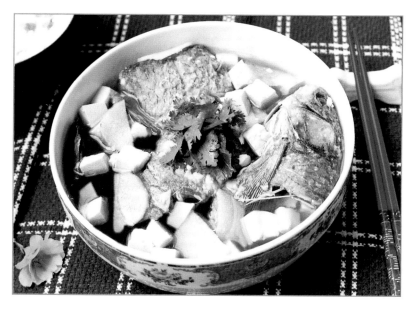

7 小肉丸子豆腐湯

配 料

豬腿肉150克，嫩豆腐400克，雞蛋2隻，大蒜3瓣，黃酒、胡椒粉、精鹽、味精各適量。

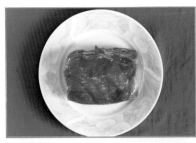

豬 肉

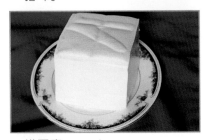

嫩豆腐

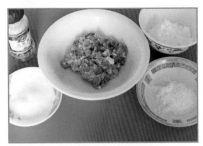

將豬肉剁成末，加酒、鹽、胡椒粉、蛋液、澱粉，攪成肉茸。

製 作

將肉剁成末，加上豬油炒過的洋蔥末，再加上酒、鹽、胡椒粉、蛋液、生粉攪拌成肉茸，製成肉丸子，用溫油煎黃。油爆香蔥，下豆腐丁，加水煮沸，然後再下已煎好的肉丸子燜燒3分鐘，調入味精適量即成。

用 法

每日1次，佐餐食用。

功 效

雞蛋主要有蛋白質、葡萄糖、卵磷脂、脂溶性色素、葉黃素及少量胡蘿蔔素等。現代研究證實，它能抗衰老，健胃消食，改善人體免疫功能等。與上述諸味相配合，能起到滋養內臟、清熱利尿的作用。

主 治

適用於腎炎水腫、營養不良等症。

來 源

民間方。

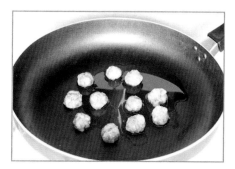

製成肉丸子，
用溫油煎。

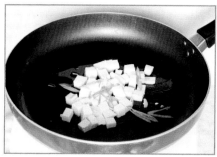

油爆香葱，
下豆腐丁，加
水煮沸，再下
已煎好的肉丸
子燜燒 3 分
鐘 ， 加 調 味
料。

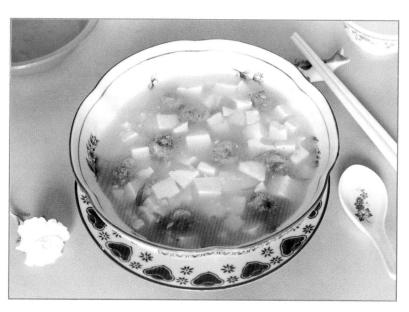

8 芡實黨參豬腰湯

配 料

芡實15克，黨參20克，豬腰子1具。

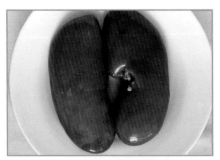

豬 腰

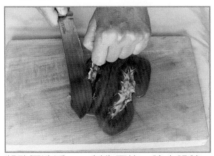

將豬腰洗淨，一剖為兩片，除去臊腺。

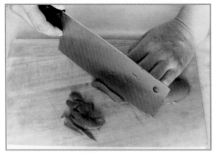

再切片，用清水漂洗。

製 作

先將豬腰子洗淨，除去白色臊腺，切片後用清水漂洗；黨參、芡實放鍋內加水熬汁。將豬腰子和藥液放沙鍋裏，用文火煲1小時，加食鹽和酒調味後即成。

用 法

每日1次，連用1周為1個療程，佐餐食用，喝湯、吃肉。

功 效

益氣養陰。

主 治

適用於氣陰兩虛的慢性腎炎，而症見頭暈耳鳴、腰膝酸軟、口渴喜熱飲、食少乏力、手足心熱等。

來 源

經驗方。

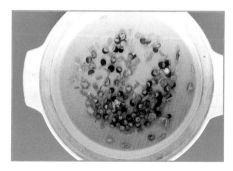

　　將黨參、芡
實放入沙鍋，
加適量水煎煮
30分鐘。

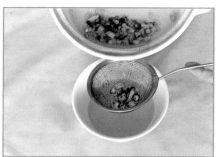

　　藥液過濾，
將豬腰、濾液
放入鍋中燉1
小時，加調味
品。

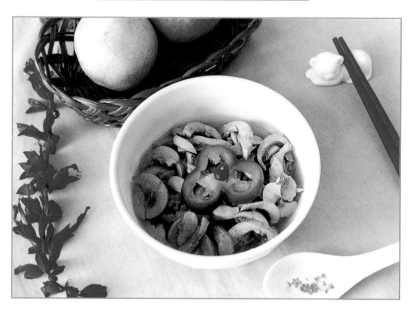

9 海參山藥湯

配 料

　　海參 500 克，香菇 50 克，山藥 50 克，黑木耳 25 克。

製 作

　　先用 40℃溫水將海參泡軟，剪開參體，除去內臟，洗淨泥沙，繼用開水煮 10 分鐘左右，將鍋離火，蓋嚴，復泡 3～4 小時後，把發好、洗淨的木耳、香菇及山藥片入鍋，再煮 10 分鐘即成。

用 法

　　佐餐或單食皆可。

功 效

　　海參能補腎益精，具有增強免疫功能、降低膽固醇、抗衰老等藥理作用；黑木耳含有蛋白質、脂肪、糖、粗纖維、灰分、鈣、磷、鐵、胡蘿蔔素、硫胺素、核黃素、尼克酸等，具有軟化血管及一定的降壓作用。二者與上述諸味相配可益氣滋陰、降壓、降脂。

主 治

　　適用於治療慢性腎炎及腎病綜合症，而證見身體虛弱、消瘦乏力、水腫、高血壓、高膽固醇血症等。

來 源

　　經驗方。

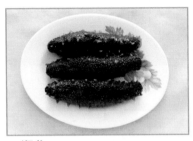

海參

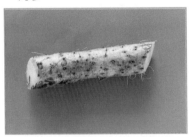

山藥

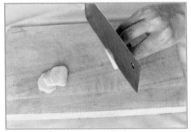

將山藥洗淨，削去皮，切成片。

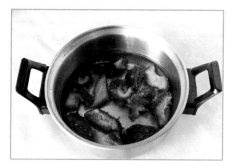

將海參用40℃
溫水泡軟，剪開參
體，除去內臟，洗
淨泥沙，切條，煮
10分鐘左右，再泡
3～4小時。

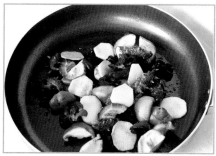

把海參與發
好、洗淨的黑
木耳、香菇、
山藥片放入鍋
中，煮10分鐘
即成。

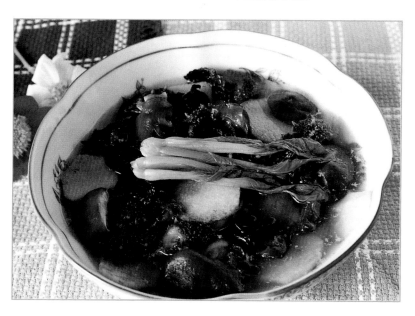

10 黃芪甲魚湯

配料

　　甲魚1隻（約250克），黃芪30克，薏苡仁15克，杜仲10克，生薑3片。

製作

　　將甲魚放入熱水鍋內，將水慢慢燒開，直到把甲魚燙熟，去甲魚殼及內臟，洗淨斬塊。薏苡仁略炒，洗淨。黃芪、杜仲、生薑分別洗淨。將以上用料一起放入沙鍋內，加清水適量，以武火煮沸後，改用文火慢熬2小時，然後調味即成。

用法

　　每日1次，每次1小碗，佐餐或單食均可。

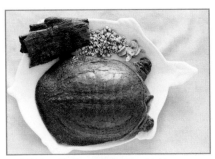

甲魚、黃芪、薏苡仁、杜仲。

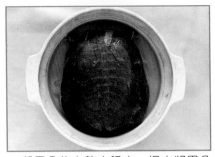

將甲魚放入熱水鍋中，慢火將甲魚燙熟。

功效

　　甲魚含蛋白質、脂肪、糖類、煙酸、維生素 B_1、維生素 B_2、鈣、磷等。具有滋陰、補血、補腎、健骨等中醫功效。但要注意甲魚不宜與豬肉、莧菜、瓜類同食。該膳方有健脾益腎、祛濕消腫之效。

主治

　　適用於脾腎虛弱之慢性腎炎，反復水腫、蛋白尿、尿量偏少、食欲不振、倦怠乏力、頭暈耳鳴、腰膝酸軟等。

來源

　　經驗方。

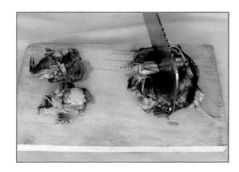

將甲魚去殼及
內臟，洗淨切
塊。

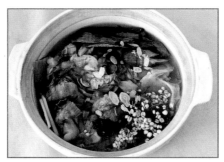

將薏苡仁、
黃芪、杜仲洗
淨，與甲魚塊
放入沙鍋，加
適量清水，武
火煮沸後，放
入鍋中。

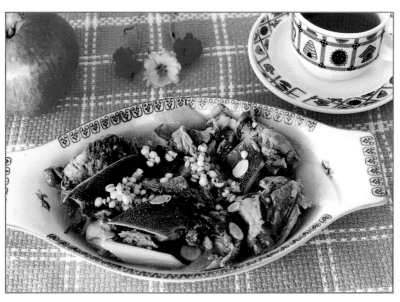

11 黑豆薏米湯

配料

黑豆100克，薏米30克。

製作

將黑豆、薏米分別淘洗乾淨，一同放入鍋內，加清水適量，先以武火煮沸，再改用文火煮1小時左右，以黑豆爛熟為度，調味即成。

用法

每日1次，每次1小碗，單食。

功效

黑豆有較好的利水消腫作用；薏米能健脾袪濕。二者合用可以健脾補腎、利水消腫。

主治

適用於慢性腎小球腎炎、腎病綜合症，而症屬脾腎兩虛所致的水腫以腰以下為甚、尿少、脘腹脹滿、納少便溏、身倦乏力等。

來源

《秘方驗方大全》。

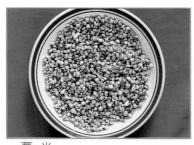

薏米

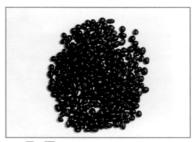

黑豆

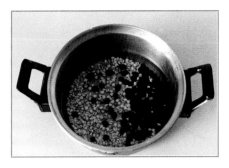

將黑豆、薏米分別淘洗乾淨，放入鍋內，先以武火煮沸。

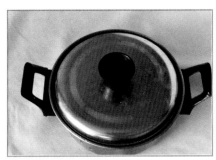

再改用文火煮1小時左右，以黑豆爛熟為度，調味即成。

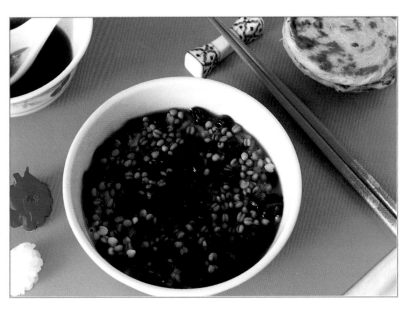

12 枸杞洋參飲

配 料

西洋參6克，枸杞子30克，白糖30克。

製 作

將西洋參切片，枸杞子去雜質後洗淨，放入鍋內，加水2000毫升，先用武火燒沸後，改文火煎煮20分鐘，加入白糖，攪拌均勻即成。

用 法

代茶飲用，吃西洋參、枸杞子。

功 效

西洋參具有強壯、補血與降壓的作用。枸杞子具有抗脂肪肝、降血糖、降低膽固醇等藥效，中醫認為它能補腎、補肝。二者同用，可補腎養氣。

主 治

適用於慢性腎炎而症見腰膝酸軟、體倦乏力等。

來 源

經驗方。

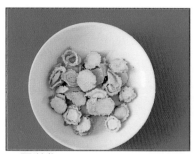

西洋參

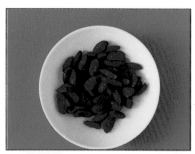

枸杞子

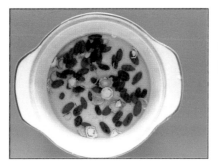

將西洋參、枸杞子放入鍋內，加水用武火燒沸。

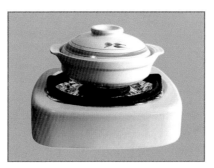

改用文火煎煮20分鐘，加入白糖，攪拌均勻即成。

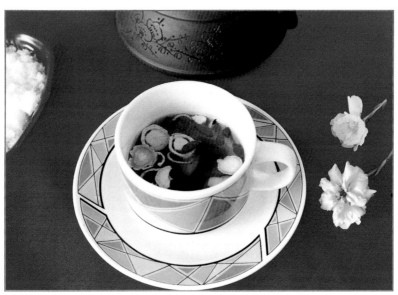

13 參芪母雞湯

配 料

黨參 30 克，黃芪 30 克，母雞 1 隻，蔥 20 克，薑 15 克，料酒少許。

製 作

將黨參、黃芪切片；母雞宰殺，去毛及內臟，用熱水燙一下；蔥切段、薑切片，備用。將母雞及藥物、薑、蔥放入燉鍋內，加水適量，置武火燒沸後，再用文火燉至母雞熟爛即成。

用 法

佐餐或單食，每日 2 次，吃肉、喝湯。

功 效

黨參與黃芪相配，能增加補氣功效；母雞能溫中益氣、補精填髓。三者同用能滋補氣血、健脾利尿。

主 治

適用於慢性腎炎水腫的反復發作，而伴有面色無華、體倦乏力、少氣懶言、食少、便溏等症。

來 源

經驗方。

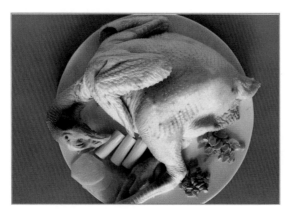

雞肉營養豐富，可燒、可炒，還可煲湯，食法多樣，尤其是加入中藥後製成的藥膳，可以更好地發揮藥效。

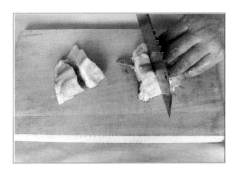

將雞除去內
臟，切成塊狀，
用熱水燙一下。

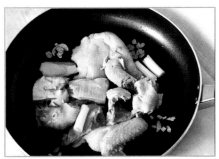

將雞塊、黃
芪、黨參、蔥、
薑放入燉鍋，加
水煮沸，再用文
火燉至肉爛。

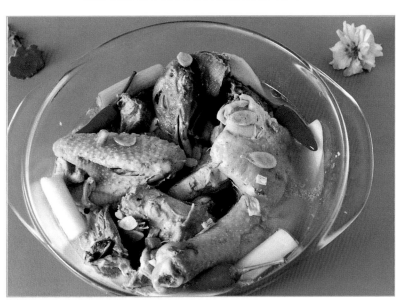

慢性腎炎的四季膳譜 / 87

14 茯苓鯽魚湯

配 料

茯苓30克，鯽魚500克，生薑3片，料酒、葱、 味精、精鹽各少許。

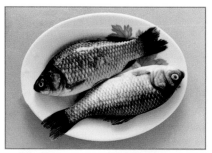

鯽 魚

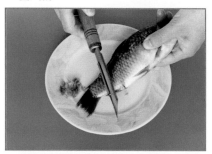

將鯽魚刮去鱗，除去內臟。

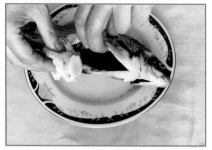

將茯苓用紗布包好，放入魚腹中。

製 作

將鯽魚去鱗及內臟，洗淨切塊；茯苓以布包後放入魚腹中入鍋，加水適量，並入薑、酒、葱、鹽，同燉至爛熟，撈去布包，調入即成。

用 法

吃肉、喝湯，分2～3次食用，亦可佐餐食用。

功 效

茯苓是中藥的一種，具有利水滲濕、健脾和胃的作用。此膳方能利水消腫、健脾滲濕。

主 治

適用於慢性腎炎及腎病綜合症所致的水腫患者服用。

來 源

《藥膳湯羹》。

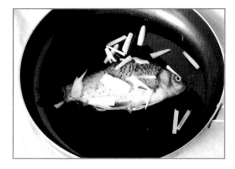

把裝有茯苓包的鯽魚放入鍋中，加適量水、薑、酒、蔥、鹽，燉至魚爛熟。

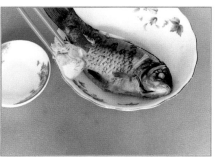

魚熟後，取出藥包，即可食用。

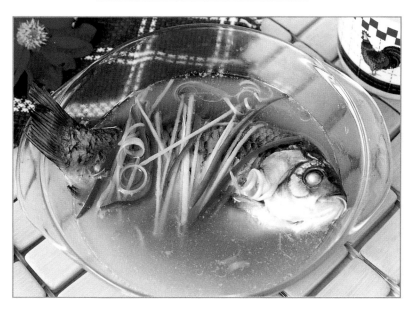

慢性腎炎的四季膳譜 / 89 •

15 地黃甜雞

配 料

　　生地黃 50 克，肥母雞 1 隻，大棗 20 枚，白糖 30 克。

製 作

　　將母雞宰殺後去毛、內臟及爪，洗淨後由背部頸骨剖至尾部，洗淨血水，放入沸水中略焯片刻，撈出待用。將生地黃洗淨，加入白糖塞入雞腹內，將雞腹朝下，置入蒸鍋中，大棗洗淨放入，封口，上籠蒸 2 小時即成。

用 法

　　佐餐食用，每日 1 次。

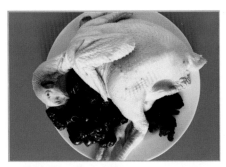

生地黃、雞、大棗。

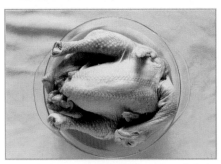

將雞洗淨，去內臟及爪，放入沸水中焯片刻，撈出備用。

功 效

　　生地黃含有 β - 谷甾醇與甘露醇、少量豆甾醇、微量的菜油甾醇，還含有地黃素、生物鹼等，有強心、利尿、抗菌等效用。中醫認為它能滋陰、養血，與上述諸味相配用，共同起效，可滋補肝腎、涼血補血。

主 治

　　適用於慢性腎炎，以血尿、蛋白尿為主，伴有腰膝酸軟、頭暈耳鳴、心煩失眠等症。

來 源

　　民間方。

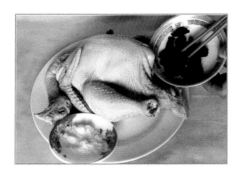

將生地黃洗淨，塞入雞腹中，再加點白糖。

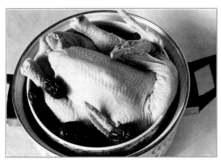

將處理好的雞放入蒸鍋中，加大棗，隔水蒸 2 小時。

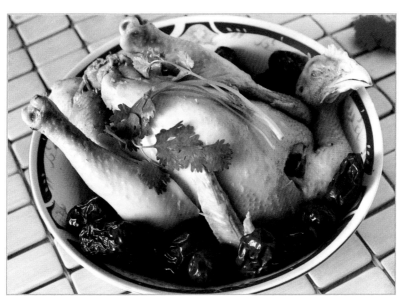

16 黃精蒸豬肘

配 料

　　黃精 20 克，豬肘 500 克，薑 15 克，蔥 20 克。

製 作

　　將豬肘洗淨，去毛；黃精洗淨，切片；蔥切段，薑切片。將豬肘放入蒸盆內，放入蔥、薑和黃精，武火上籠蒸 2 小時即成。

用 法

　　佐餐食用，每日 2 次。

功 效

　　黃精含有粘液質、澱粉、糖分、煙酸及醌類等成分，中醫認為它能補中益氣；豬肘能入脾、腎、胃經，具有滋陰、潤燥功效，二者同用，可達到滋陰益氣的功效。

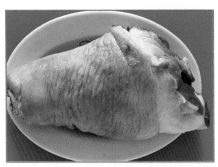

豬肘含有較多的精瘦肉

主 治

　　適用於慢性腎炎、腎病綜合症、全身浮腫伴有腰膝酸軟、頭暈耳鳴、身熱盜汗、神疲乏力、氣短懶言等。

來 源

　　經驗方。

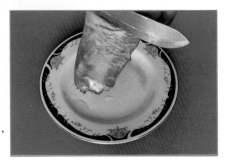

　　將豬肘刮洗去毛，整理乾淨。

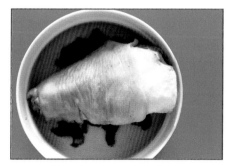

將刮洗乾淨的豬肘，放入蒸盆中，加入葱、薑、黃精。

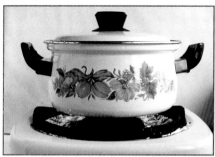

用武火蒸 2 小時

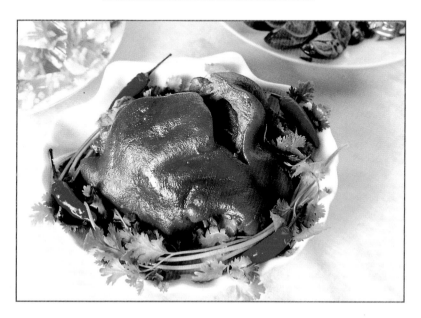

1 核桃仁炒韭菜

配 料

核桃仁 60 克，韭菜 250 克，麻油、鹽各適量。

製 作

核桃仁先用沸水焯約 2 分鐘，撈出後去表皮，洗淨瀝乾；韭菜擇洗後切段。炒鍋置火上燒熱後倒入麻油，待六成熱時下核桃仁翻炒至色黃，再入韭菜一起翻炒至熟，撒入食鹽，炒勻後起鍋裝盤即可。

用 法

每日 1 次，佐餐食用。

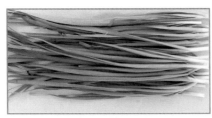

韭菜具有溫陽補虛、行氣理血、活血散瘀的作用，能補腎壯陽、潤腸通便。

功 效

滋陰壯陽。

主 治

適用於慢性腎炎而症見腎陽不足，如腰膝酸軟、神疲乏力、小便頻數、水腫等。

來 源

《腎臟疾病中醫治療》。

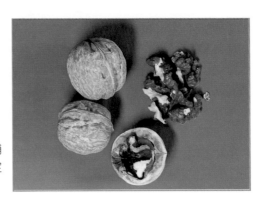

核桃仁能補腎固精、溫肺定喘、消除瘡腫。

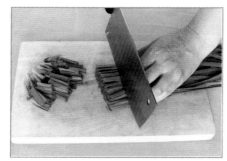

將韭菜擇洗乾
淨，切段。

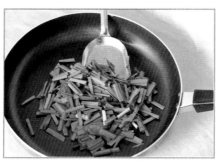

炒鍋燒熱，
倒入麻油，燒
至六成熱時下
核桃仁翻炒，
再入韭菜炒至
熟，出鍋。

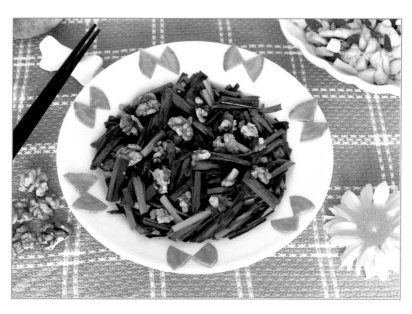

2 枸杞肉絲

配 料

　　枸杞子50克，熟青筍50克，瘦豬肉250克，豬油50克，食鹽6克，白砂糖3克，麻油8克，乾澱粉5克，醬油5克，紹酒、味精各適量。

製 作

　　將枸杞子洗淨。豬肉洗淨，去筋膜，切絲，加入乾澱粉拌勻。熟青筍切成同樣長的絲。炒鍋燒熱用油滑鍋，放入豬油，將肉絲、筍絲下鍋劃散，烹入紹酒，加入白糖、醬油、食鹽、味精攪勻，投入枸杞子顛翻幾下，淋入麻油炒勻，起鍋裝盤即成。

用 法

　　佐餐食用，每日1次。

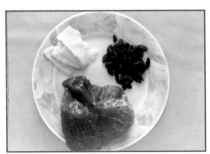

枸杞子、豬肉。

功 效

　　滋陰養血。

主 治

　　適用於陰血虧虛型的慢性腎炎及腎病貧血、面色萎黃、體倦乏力、頭暈眼花、腰膝酸痛、心悸失眠等症。

來 源

　　經驗方。

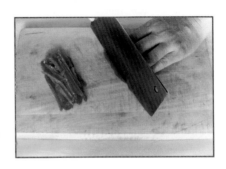

　　將豬肉洗淨，切絲。

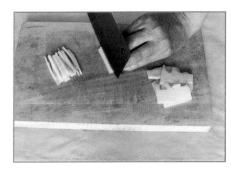

將青筍切成細
絲，備用。

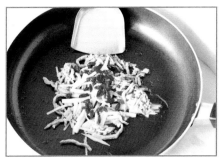

炒鍋燒熱，
用油滑鍋，放
入豬油，先炒
肉絲、筍絲，
快熟時加入調
料及枸杞子，
淋上麻油，出
鍋。

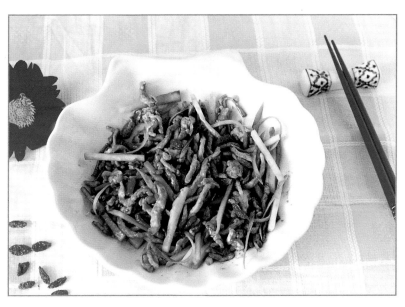

3 銀杞明目湯

配 料

水發銀耳15克，枸杞子5克，雞肝100克，料酒、薑汁、食鹽、味精、水澱粉、清湯各適量。

製 作

將雞肝洗淨，切成薄片，放入碗內，加水澱粉、料酒、薑汁、食鹽拌勻備用。將銀耳洗淨，撕成小片，用水浸泡待用；枸杞子洗淨，待用。將沙鍋置火上，放入清湯，加入料酒、薑汁、食鹽及味精，隨即下入銀耳、雞肝、枸杞子燒沸，打去浮沫，待雞肝熟後，裝入碗內即成。

用 法

每日1次，佐餐食用。

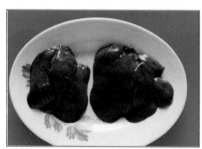

雞 肝

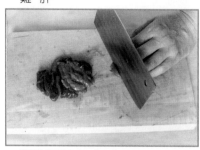

將雞肝洗淨，切成薄片。

功 效

銀耳主要有效成分是銀耳多糖，能滋陰潤肺；枸杞子能補益肝腎；雞肝富有蛋白質、脂肪、碳水化合物、維生素A、硫胺素及核黃素、尼克酸、抗壞血酸等成分，中醫認為它能補肝腎。三者同用可以滋補肝腎，明目。

主 治

適用於慢性腎炎及因肝腎陰虛所致的腰酸腰痛、水腫、頭暈耳鳴、兩眼昏花、面色憔悴等症。

來 源

《大眾藥膳》。

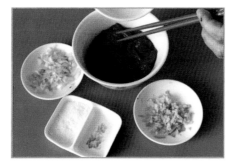

將切好的雞肝用水澱粉、料酒、薑汁、食鹽拌勻。

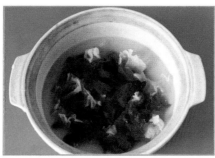

將銀耳泡洗乾淨，枸杞子洗淨。沙鍋中加入清湯、調料，下銀耳、雞肝、枸杞子，待雞肝熟後即可。

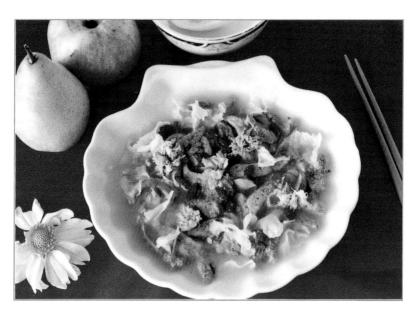

4 黃芪蒸母雞

配料

黃芪30克，母雞1隻（約1000克），葱、薑各10克，紹酒15克，食鹽15克，胡椒粉2克。

製作

先將母雞宰殺去毛、爪及內臟；黃芪洗後切成7厘米長的段；薑切成片、葱切成段備用。先將母雞放入沸水中焯至皮伸後，再將黃芪裝入雞腹內。將母雞放入沙鍋中，加葱、薑、紹酒、500毫升清湯、食鹽，用武火熬至水沸後再改用文火蒸約2小時，熟爛後加入胡椒粉調味即成。

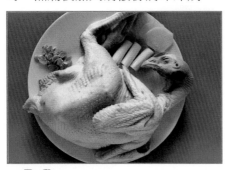

母 雞

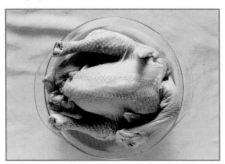

將雞洗淨，去內臟及爪，入沸水中焯片刻，撈出備用。

用法

佐餐食用，酌量食之。

功效

補氣填精、利水消腫。

主治

適用於治療慢性腎炎、水腫、面色無華、頭昏眼花、倦怠乏力、納差、易感冒等症。

來源

《藥膳食療研究》。

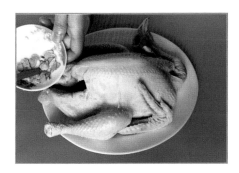

將黃芪放入
雞腹內

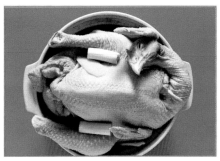

將裝有黃芪
的雞放入沙鍋，
加蔥、薑、酒、
清湯，用武火熬
至熟爛。

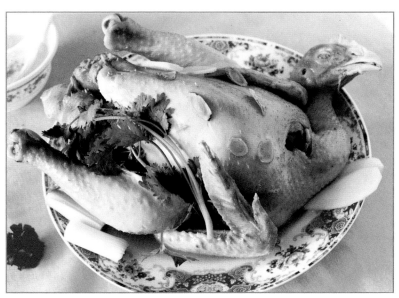

5 紅杞小棗蒸鯽魚

配 料

　　鮮鯽魚5條（約750克），枸杞子25克，大棗10枚，薑、蔥汁20克，胡椒粉2克，料酒15克，醋3克，鹽7克，清湯1300克，雞精10克。

製 作

　　將鮮鯽魚宰殺並處理完畢洗淨，用沸水燙一下後再用溫水略沖一下，腹內放2枚大棗，放入湯碗中，加枸杞子等，蒸20分鐘左右，取出放雞精即成。

用 法

　　佐餐食用。

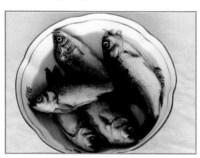

鯽魚味道鮮美，具有健脾利濕、通經下乳的作用，腎炎患者可常食。配合枸杞子、大棗，能補氣養血、去除水腫。

功 效

　　益氣養血、健脾去濕。

主 治

　　適用於治療慢性腎炎、腎病綜合症，而屬脾胃虛弱、飢而不食、氣血不足、精神倦怠、水腫及小便不利等症。

來 源

　　《藥膳食療研究》。

將鯽魚洗淨，刮鱗去內臟。

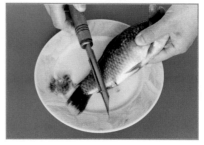

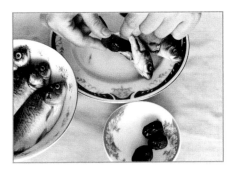

鯽魚處理好後，每條魚腹中放 2 枚大棗。

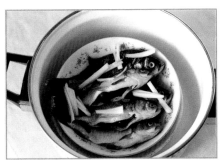

將鯽魚放入湯碗中，加蔥、薑、調料及枸杞子入鍋蒸 20 分鐘。

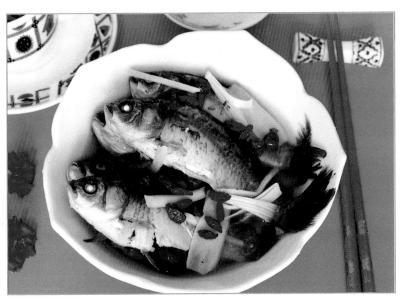

6 核桃蝦仁粥

配 料

核桃仁30克，蝦仁30克，大米200克。

製 作

將大米淘洗乾淨放入鍋內，加水適量，置武火上燒沸，再將核桃仁、蝦仁放入鍋內，用文火熬煮30分鐘即成。

用 法

每日1次，早餐食用。

功 效

核桃仁具有補腎固精、溫肺定喘的功效；蝦仁能補腎壯陽，益氣開胃。二者與大米合用可以滋補肝腎、壯陽益智。

主 治

適用於各種慢性腎臟疾病，而證見腰膝酸軟、小便清長、形寒肢冷、面色㿠白等症。

來 源

民間方。

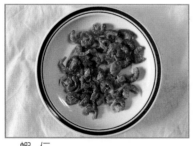
蝦 仁

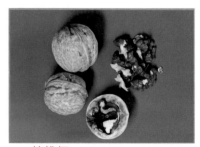
核桃仁

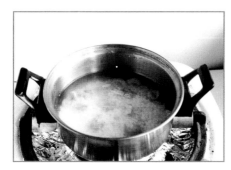

將大米放入鍋內，置武火上燒沸，再將核桃仁、蝦仁放入鍋內。

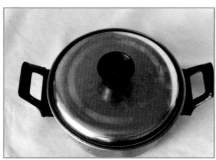

用文火熬煮30分鐘即成

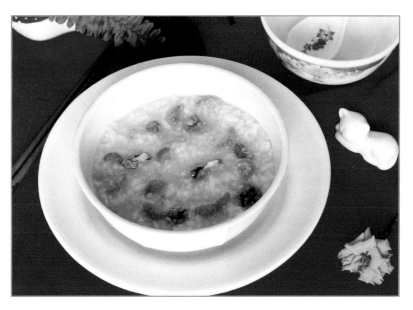

7 烏雞胡桃粥

配 料

　　烏雞 1 隻，胡桃肉 30 克，粳米 100 克，鹽、葱、薑各適量。

製 作

　　先將烏雞洗淨，切塊，加水煮爛，再將胡桃肉研膏，水攪濾汁。以烏雞汁加米煮粥，米熟後將胡桃肉汁加入再煮，以去其油氣，加入鹽、葱、薑等調味品後稍煮即成。

用 法

　　空腹服食，喝粥吃肉，隨意服食。

功 效

　　溫補腎陽，健胃益脾。

主 治

　　適用於慢性腎炎，而症見腰部冷痛、膝腳僵軟、小便頻數、蛋白尿等。

來 源

　　民間方。

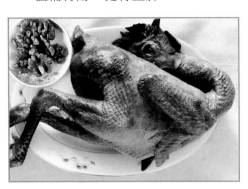

烏雞、胡桃肉。

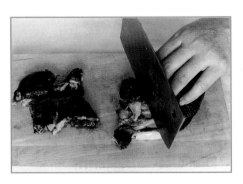

將烏雞洗淨，切塊。

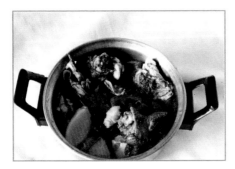

將烏雞加水煮
爛，再將胡桃肉
研膏，水攪濾
汁。

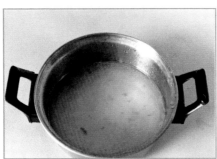

以烏雞汁加
米煮粥，米熟
後將胡桃肉汁
加入再煮，加
入調味品後，
稍煮即成。

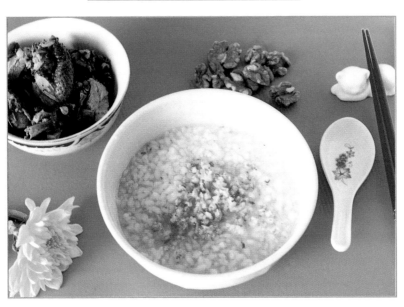

慢性腎炎的四季膳譜 / 107 ●

8 砂仁燉鯽魚

配 料

　　砂仁5克，鯽魚250克，葱20克，生薑15克，鹽少許，料酒適量。

製 作

　　將鯽魚去鱗和內臟，洗淨；葱切成4厘米長的段；薑片備用，將鯽魚放入沙鍋中，加水適量，放入砂仁、葱、薑、鹽、料酒，先用武火燒沸，再用文火燉25分鐘即成。

用 法

　　上為1日量，分2～3次食用，吃肉、喝湯，可單食，亦可佐餐。

功 效

　　砂仁含揮發油如龍腦、乙酸龍腦脂、右旋樟腦、芳樟醇等，中醫認為它有化濕、行氣功能；鯽魚含有蛋白質、脂肪、鈣、磷、鐵及多種維生素，具有益脾開胃、利水除濕的功效。該膳方各味同用，可起效為健脾補胃、消腫利水。

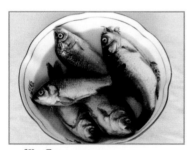

鯽　魚

主 治

　　適用於各種腎臟疾病，脾胃虛弱者，而證見食欲不振、口淡無味、腹部虛脹、小便不利、水腫等。

來 源

　　《食療本草》。

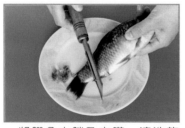

　　將鯽魚去鱗及內臟，清洗乾淨，備用。

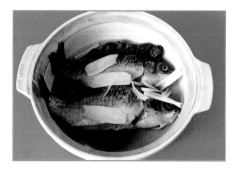

把鯽魚放入沙
鍋，加水適量，加
入砂仁、葱、薑。

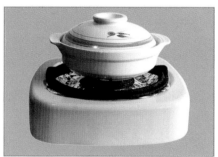

先用武火煮
沸，再用文火
熬煮至熟。

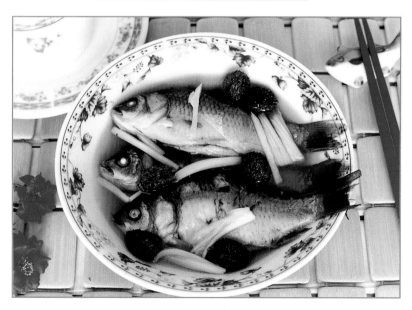

慢性腎炎的四季膳譜／109 ●───

9 赤小豆粥

配 料

赤小豆30克，大米100克。

製 作

將赤小豆、大米洗淨後共入沙鍋，先用武火煮沸，再改文火煮成爛粥即成。

用 法

可佐餐食用，亦可單食。

功 效

中醫認為赤小豆具有利水除濕、消腫清熱及解毒等功效，與大米同煮成粥，可起到清熱利水消腫，補益五臟的功能。

主 治

適用於各種慢性腎臟疾病。

來 源

經驗方。

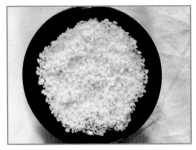

大 米

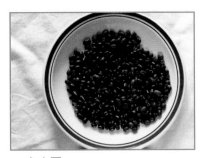

赤小豆

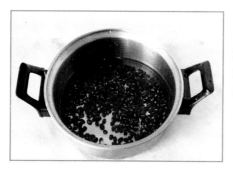

將赤小豆洗淨，放入鍋中，先煮半熟，備用。

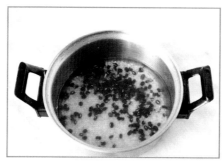

大米淘洗乾淨，放入赤小豆湯中，若水少，再稍加些清水，煮至米、豆爛熟。

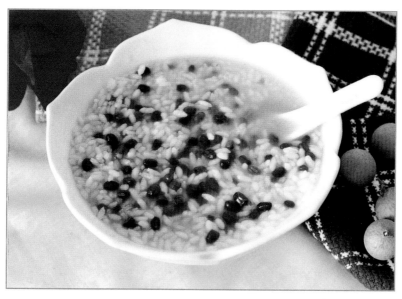